C.H.BECK  WISSEN

in der Beck'schen Reihe
2086

W0173288

Die Zuckerkrankheit (Diabetes mellitus) ist eine der großen Volkskrankheiten, an der allein in Deutschland mehr als vier Millionen Menschen leiden. Bereits in der Antike bekannt und beschrieben, verbergen sich hinter dem Begriff „Diabetes" mehrere Krankheitsformen, die sich in ihren Symptomen und lebenspraktischen Auswirkungen, aber natürlich auch in ihrer Therapie zum Teil wesentlich voneinander unterscheiden.

Dieses Buch beschreibt die Ursachen, Erscheinungsbilder und Symptome des Diabetes, erläutert die Grundzüge der unterschiedlichen Therapien und geht auf zentrale Fragen und Problembereiche des Diabeteskranken ein.

Prof. Dr. *Günther Sachse* ist Mediziner und Ärztlicher Direktor der *Deutschen Klinik für Diagnostik* in Wiesbaden. Die Diabetesforschung und -behandlung steht im Zentrum seiner wissenschaftlichen Arbeit.

Günther Sachse

DIABETES

Ursachen und Therapien

Verlag C.H.Beck

Mit 10 Abbildungen und 1 Tabelle

Die Deutsche Bibliothek – CIP-Einheitsaufnahme

Sachse, Günther:
Diabetes : Ursachen und Therapien / Günther Sachse. –
Orig.-Ausg. – München : Beck, 1998
  (Beck'sche Reihe ; 2086 : C. H. Beck Wissen)
  ISBN 3 406 41886 4

Originalausgabe
ISBN 3 406 41886 4

Umschlagentwurf von Uwe Göbel, München
© C. H. Beck'sche Verlagsbuchhandlung (Oscar Beck), München 1998
Gesamtherstellung: C. H. Beck'sche Buchdruckerei, Nördlingen
Gedruckt auf säurefreiem, alterungsbeständigem Papier
(hergestellt aus chlorfrei gebleichtem Zellstoff)
Printed in Germany

Inhalt

I. Geschichte des Diabetes mellitus

„Der Diabetes ist eine rätselvolle Krankheit", so beschrieb vor fast zwei Jahrtausenden Aretaios von Kappadozien die Zukkerkrankheit, und auch heute noch ist der *Diabetes mellitus* eine rätselhafte Krankheit geblieben. Ging man bis vor wenigen Jahren davon aus, daß es sich bei der Zuckerkrankheit um eine einheitliche Erkrankung handelt, so wissen wir heute, daß sich hinter diesem Begriff ganz unterschiedliche Krankheiten verbergen, die als gemeinsames Merkmal letztlich nur den erhöhten Blutzucker aufweisen.

Die Herkunft des Begriffes Diabetes mellitus ist interessant. Der erste Teil des Wortes leitet sich vom griechischen *diabainein* ab und bedeutete zunächst „ausschreiten". Es war ein Begriff aus der Militärsprache. Erst im 1. Jahrhundert n.Chr. wurde der Begriff synonym für den Weinheber – auch Syphon genannt – gebraucht, durch den der Wein hindurchläuft. Dieser Begriff des Hindurchfließens beschreibt sehr gut die medizinische Tatsache, daß bei der Zuckerkrankheit die ausgeschiedene Urinmenge erhöht ist. Es fließt also mehr Harn aus dem Körper des Erkrankten heraus.

Das Adjektiv *mellitus* leitet sich ebenfalls vom griechischen Wort *melitos* ab. Erst später bürgerte sich die lateinische Schreibweise *mellitus* ein. „Melitos" bedeutet honigsüß. Wir finden diesen Begriff noch heute im Französischen als *miel* (Honig) wieder. Frei übersetzt bedeutet also Diabetes mellitus der „honigsüße Fluß", was darauf hinweist, daß der Urin des Zuckerkranken, bedingt durch die Zuckerausscheidung, einen zuckrigen Geschmack hat – eine Beobachtung, die bereits in der altindischen Sanskritmedizin beschrieben wird. Es wird dort von *Mathumeha*, einem *Honigharn*, oder auch von *Iksomeha*, einem *Zuckerruhrharn*, berichtet.

Im Gegensatz zur griechischen und indischen Heilkunde kannte die ägyptische Medizin die Zuckerkrankheit offensichtlich nicht, zumindest finden sich in den ägyptischen medizinischen Schriften keine eindeutigen Hinweise darauf.

Auch im Corpus Hippocraticum wird die Zuckerkrankheit nicht eindeutig beschrieben. In der chinesischen Volksmedizin hingegen war das Krankheitsbild der Zuckerharnruhr bekannt. Zur Behandlung wurde pulverisiertes Elfenbein mit Pflanzensaft vermischt eingesetzt.

Eine hervorragende und genau beobachtende Darstellung der Krankheit Diabetes findet sich in den Schriften des *Aretaios von Kappadozien*. Er beschreibt den Diabetes wie folgt:

Eine rätselvolle Krankheit ist der Diabetes, und nicht sehr häufig bei den Menschen. Fleisch und Bein schmilzt im Urin zusammen, Feuchtigkeit und Kälte ist die Veranlassung wie bei der Wassersucht, aber die Flüssigkeit geht auf dem gewohnten Weg durch Nieren und die Blase ab. Die Kranken hören nie auf Harn zu lassen, sondern wie aus geöffneten Schläuchen rinnt es unaufhörlich. Über die Entstehung und Entwicklung der Krankheit dauert es einige Zeit, aber sind die Symptome erst vollkommen ausgebildet, so befindet sich auch der Mensch nahe am Ende seiner Tage, denn dann nimmt die Abzehrung rasch überhand, und nach einem elenden und schmerzvollen Leben erfolgt der schnelle Tod. Die Kranken haben einen unauslöschlichen Durst und trinken und harnen sehr viel. Indessen übersteigt die Quantität des gelassenen Urins doch noch die des Getränks. Versuche auch nicht sie vom Harnen oder Trinken abzuhalten, denn wenn sie auch nur auf kurze Zeit sich des Trinkens enthalten, so wird alsbald der Mund trocken, der Körper verdorrt und es ist ihnen als wenn die Gedärme verbrennen. Sie führen ein elendes weinerliches Leben und sterben nach gar nicht langer Zeit, denn der Durst quält sie wie loderndes Feuer. Im Beginn der Krankheit ist der Mund trocken, der Speichel weiß und schaumig wie bei durstenden Menschen, aber noch ist kein Durst vorhanden. Nimmt das Übel zu, so tritt eine zwar geringe, aber beißende Hitze in den Eingeweiden auf. Der ganze Körper magert ab, der Urinabgang wird reichlicher, der Durst wird immer heftiger. Und daher auch hat, wie ich glaube, die Krankheit den Namen Diabetes erhalten, als wenn sie ein

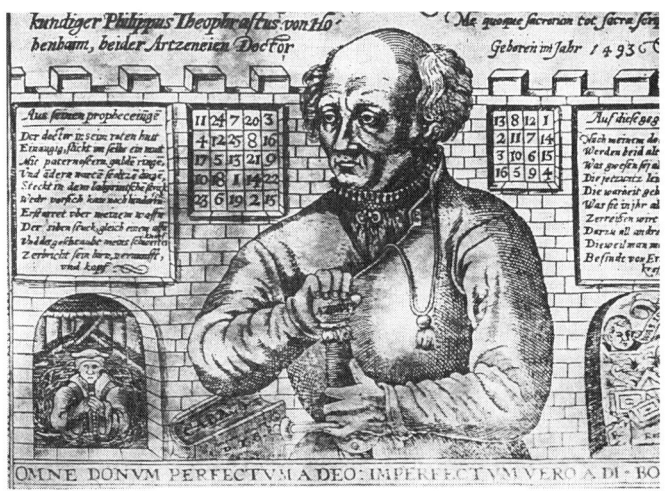

Abb. 1: Theophrastus Bombastus von Hohenheim (1493–1541),
genannt Paracelsus.

*Weinheber wäre, weil nämlich die Flüssigkeit nicht im Körper
bleibt, sondern den Menschen wie eine Röhre benutzt, durch
welche sie abfließen kann. Der Diabetes wird dadurch her-
vorgebracht, daß irgend eine akute Krankheit sich auf diesen
Teil (den Magen) warf und bei der Krise unvermerkt einen
schädlichen Stoff im Körper zurück ließ. Nicht unwahr-
scheinlich ist auch, daß eine giftige Materie sich in der Blase
und Niere festsetzt und dazu Veranlassung gibt. Und ferner
entsteht die Krankheit durch den Biß jener Schlange, welche
Dipsas, die Durstnatter, genannt wird.*

An dieser Beschreibung fasziniert die exakte Darstellung der
Beschwerden des Patienten, wie wir sie auch heute nicht prä-
gnanter geben könnten. Im Gegensatz zu Aretaios, der den
Sitz der Krankheit im Magen vermutete, nahm Galen, ein
Zeitgenosse von Aretaios, an, daß es sich beim Diabetes um
eine Erkrankung der Nieren handele. Diese Vorstellung von
Galen wurde in allen weiteren medizinischen Schriften bis zum

13. Jahrhundert übernommen, und erst Paracelsus (1493–1541) löste sich in wesentlichen Überlegungen von den Galenschen Vorstellungen. Er vermutete, daß der Diabetes seine Ursache im Vorhandensein eines trockenen Salzes habe, das sich wie Weinstein im Weinfaß in den Nieren ablagere. Mit dieser These hat Paracelsus erstmals die Vermutung geäußert, daß es sich beim Diabetes um eine Stoffwechselkrankheit handeln könne. Paracelsus versuchte, dieses Salz durch Eindampfen aus dem Urin zu gewinnen, und hat dies auch beschrieben. Vielleicht hatte er damals bereits Zuckerrückstände gefunden. Er erwähnt jedoch nirgendwo den süßen Geschmack der von ihm als Salz bezeichneten Rückstände.

Erst im 17. Jahrhundert beschrieb dann der englische Arzt Willis wiederum einen honigartigen Geschmack des Urins. Willis berichtete auch, daß der Diabetes, der in der Antike stets als seltene Krankheit beschrieben worden sei, zu seiner Zeit bereits häufiger anzutreffen wäre. Auch Willis führte den honigartigen Geschmack im Urin auf eine Ausfällung von Salz und Schwefel zurück. Im 18. Jahrhundert gelang es dem englischen Arzt Dobson dann, aus diabetischem Harn einen Rückstand zu gewinnen, der wie Zucker schmeckte.

Spannend ist die Schilderung von Lancereaux, der bereits im 19. Jahrhundert zwei unterschiedliche Formen der Zuckerkrankheit beschrieb, den sog. *diabète maigre* und den *diabète gras*. Lancereaux berichtete, daß der diabète gras sich gut mit Ernährungsvorschriften behandeln lasse, wohingegen der diabète maigre nicht behandelbar sei und schnell zum Tode führe. Weiterhin stellte er bereits fest, daß Patienten mit einem diabète gras im Gegensatz zu den diabète maigre-Patienten meist übergewichtig und auch älter seien. Damit hatte Lancereaux bereits erstmals auf zwei ganz unterschiedliche Formen der Zuckerkrankheit hingewiesen.

Ebenfalls im 19. Jahrhundert beschrieb Kussmaul erstmals ein diabetisches Koma, welches damals innerhalb kürzester Zeit stets zum Tode des Diabetikers führte. Aus dieser Beschreibung stammt auch der Begriff der Kussmaulschen Atmung. Wir wissen heute, daß in diesem Zustand das Blut

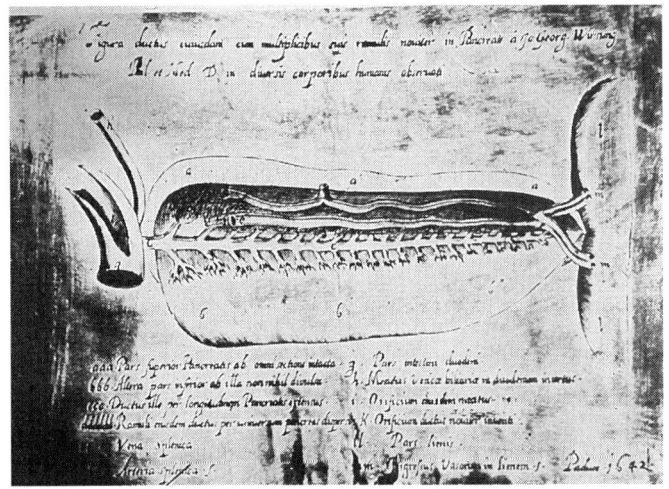

Abb. 2: Kupferstich nach einer Zeichnung von Johann Georg Wirsung
(1600-1643), dem die erste Darstellung des neu entdeckten
Ductus pancreaticus gelang, den man Wirsung zu Ehren
auch Ductus wirsungianus genannt hat.

übersäuert ist und der Körper durch eine Vertiefung der Atmung versucht, der Übersäuerung entgegenzuwirken.

Ebenfalls im 19. Jahrhundert machten verschiedene Ärzte
auf den apfelähnlichen Geruch komatöser Diabetiker aufmerk-
sam, der – wie wir heute wissen – dadurch zustande kommt,
daß bei nicht behandelter schwerer Zuckerkrankheit Energie
aus dem Körperfett gewonnen wird, wobei Aceton entsteht.

Neben der Vermutung des Aretaios von Kappadozien, daß
der Diabetes eine Erkrankung des Magens sei, und der dagegen vorgebrachten Theorie seines Zeitgenossen Galen, daß es
sich um eine Erkrankung der Nieren handele, wurden auch
andere Organe wie die Leber oder das Nervensystem als Ursache der Erkankung diskutiert. Die Tatsache, daß eine Erkrankung der Bauchspeicheldrüse den Diabetes hervorruft,
blieb jedoch bis ins 19. Jahrhundert unbekannt, obwohl die
Bauchspeicheldrüse, das Pankreas, bereits in der Antike als

Organ bekannt war. Galen vertrat die Meinung, daß die Bauchspeicheldrüse eine vorwiegend mechanische Schutzfunktion für den Bauch habe. Im Volksmund existierten zu dieser Zeit für die Bauchspeicheldrüse so schöne Namen wie Wampenbries oder Gekrösedrüse.

Im 17. Jahrhundert entdeckte Wirsung einen Gang, der von der Bauchspeicheldrüse in den Dünndarm führt. Sehr bald vermutete man dann, daß über diesen Gang ein Saft, den die Drüse bilde, an den Darm abgegeben werde und im Darm zur Verdauung der Nahrung beitrage. Damit war zum ersten Mal die Verdauungsfunktion der Bauchspeicheldrüse beschrieben, jedoch noch nicht der Vorgang, der bei der Zuckerkrankheit eine so wichtige Rolle spielt, nämlich die Bildung des Insulins in bestimmten Zellen der Bauchspeicheldrüse.

Im 17. Jahrhundert entfernte der Schweizer Arzt Johann Konrad Brunner erstmals Hunden die Bauchspeicheldrüse und beschrieb bei diesen Hunden nach dieser Operation die klassischen Symptome einer Zuckerkrankheit, ohne dabei jedoch die Zusammenhänge zu erkennen:

Der Hund hatte Durst. Aus einem durch die Stadt fließenden Bächlein trank er unmäßig. Seitdem fraß er Milch mit Haferbrei. Ich gab ihm einige Brotbrocken, die er gierig verschlang. Er lief in den Hof hinaus, um zu urinieren, und er bewässerte dabei eine ansehnliche Erdfläche.

Erst am Ausgang des 19. Jahrhunderts wurden durch Mehring und Minkowski mittels sehr ähnlicher Experimente die tatsächlichen Zusammenhänge zwischen der Bauchspeicheldrüse und der Zuckerkrankheit erkannt.

Paul Langerhans verdanken wir die Entdeckung der sog. *Inselzellen* in der Bauchspeicheldrüse. Er beschrieb diese Zellen wie folgt:

Diese Zellen sind kleine unregelmäßige polygonale Gebilde. Ihr Inhalt ist vollkommen homogen, glänzend und frei von irgend welchen Körnchen, ihr Kern hellrund von mittlerer

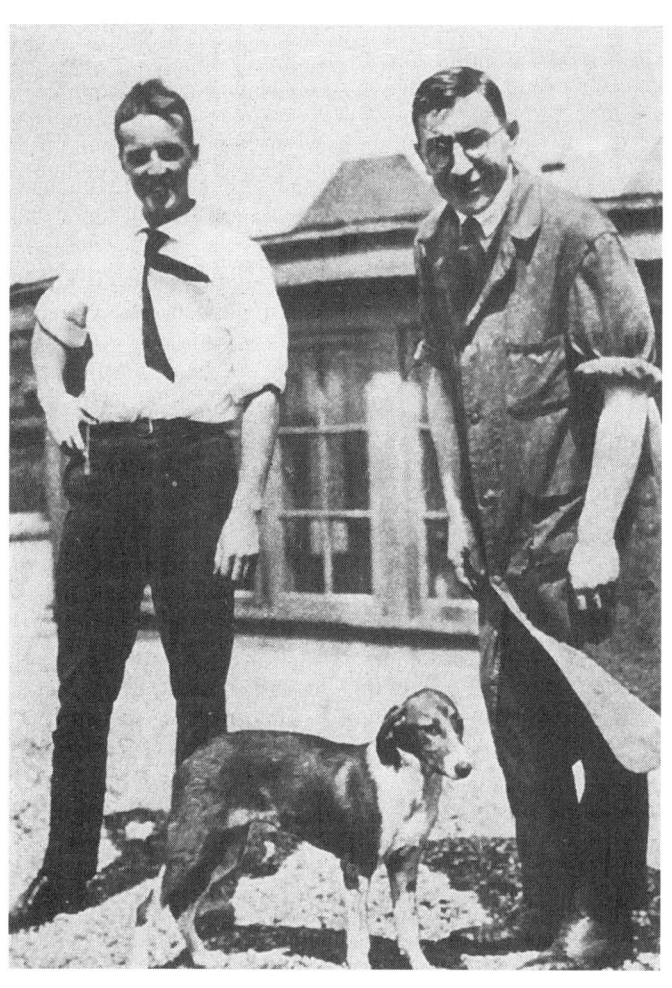

Abb. 3: Banting und Best mit dem berühmten Hund Majorie,
der nach erfolgter Pankreatektomie
durch Insulin am Leben erhalten wurde.

Größe, ihre Durchmesser betragen 0,0096–0,012 mm, die des Kernes 0,0075–0,008 mm. Diese Zellen liegen meist in größerer Anzahl beieinander, eigentümlich verteilt im Parenchym der Drüse ...

Von der Bedeutung dieser später nach ihm benannten Langerhans'schen Inseln hatte der Doktorand Langerhans jedoch zu diesem Zeitpunkt keine Vorstellung.

1889 berichteten dann v. Mehring und Minkowski knapp und exakt über den bei Hunden auftretenden Diabetes nach Entfernung der Bauchspeicheldrüse:

Nach Exstirpation des Pankreas tritt bei Hunden Diabetes mellitus auf. Derselbe beginnt einige Zeit nach der Operation und dauert wochenlang ohne Unterbrechung bis zum Tode der Tiere. Außer dem Zuckergehalt im Harn beobachtet man Polyurie, großen Durst, Heißhunger sowie starke Abmagerung und große Hinfälligkeit trotz reichlicher Nahrungszufuhr ... Der Zuckergehalt des Blutes ist in hohem Grade vermehrt ...

Mehring und Minkowski beschrieben also hier bereits die Zuckerausscheidung des Urins und die Zuckererhöhung im Blut.

Ein entscheidender Durchbruch in der Behandlung des Diabetes wurde dann im Jahre 1921 erzielt, als es Banting und Best in Toronto gelang, bei einem diabetischen Hund durch Spritzen einer Lösung, die sie aus Bauchspeicheldrüsenextrakt gewonnen hatten, den Blutzuckerspiegel zu senken.

Bereits im Januar 1922 wurde der erste Patient mit diesem neuen, als *Isletin* bezeichneten Präparat erfolgreich behandelt. Andere Forscher machten zur gleichen Zeit ähnliche Entdeckungen. So beschrieb z.B. der rumänische Arzt und Wissenschaftler Paulesco auch im Jahre 1921 dramatische Blutzuckersenkungen bei einem diabetischen Hund nach Gabe eines Bauchspeicheldrüsenextraktes in die Vene.

Die Tatsache, daß zur gleichen Zeit mehrere Forschergruppen zu ganz ähnlichen Ergebnissen kamen, ist ein interessantes, in der Wissenschaft immer wieder zu beobachtendes Phänomen.

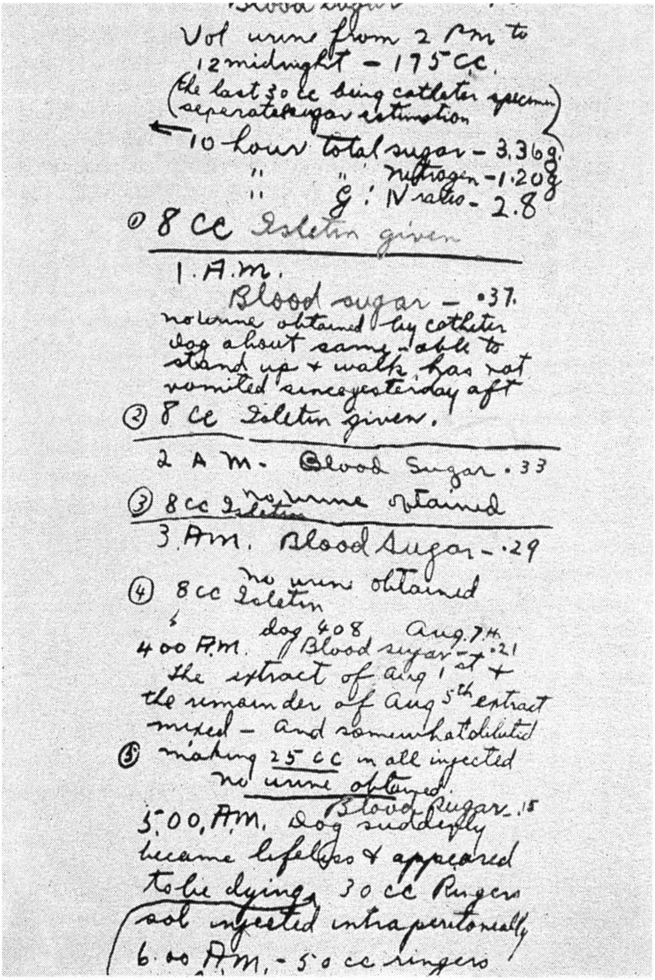

Blood sugar

Vol urine from 2 Pm to
12 midnight – 175 CC.
(the last 30 cc being catheter specimen)
(seperate sugar estimation)
← 10 hour total sugar – 3.36 g.
"   "   nitrogen – 1.20 g
"   "   S : N ratio – 2.8

⊙ 8 CC Isletin given

1. A.m.
      Blood sugar – ·37.
no urine obtained by catheter
dog about same, able to
stand up & walk, has not
vomited since yesterday aft

② 8 cc Isletin given.

2 A m. Blood Sugar .33

③ 8 cc Isletin no urine obtained

3. Am. Blood Sugar – ·29

④ 8 cc Isletin no urine obtained

      dog 408   Aug.7ᵗʰ
4·00 P.m.   Blood sugar – ·21
the extract of aug 1ˢᵗ +
the remainder of aug 5ᵗʰ extract
mixed – and somewhat diluted
⑤ making 25 cc in all injected
      no urine obtained
5·00, Am. Dog suddenly   Blood Sugar ·15
became lifeless & appeared
to be dying. 30 cc Ringers
sol injected intraperitoneally
6·00 Am. – 50 cc ringers

Abb. 4: Versuchsprotokoll von Banting und Best aus dem Jahre 1921.

Es können Jahrzehnte oder gar Jahrhunderte ohne wesentlichen Fortschritt vergehen, und plötzlich steht zur gleichen Zeit an verschiedenen Orten eine faszinierende Idee im Raum und führt zu bahnbrechenden neuen Ergebnissen.

Sehr rasch wurde die Insulinherstellung aus Bauchspeicheldrüsen so weit verbessert, daß man eine relativ reine Substanz erhielt. Und nach einem Selbstversuch bezüglich der Verträglichkeit der Substanz injizierten Banting und Best am 11. Januar 1922 dem diabetischen 14jährigen Jungen Leonard Thompson erstmals Insulin, welches sie aus Bauchspeicheldrüsen von Rindern gewonnen hatten. Es kam nach der Injektion zu einer dramatischen Besserung des Krankheitsbildes des Patienten. Der Junge erhielt vom 22. Januar bis zum 5. Februar täglich eine Insulininjektion. Und bereits im März 1922 veröffentlichten Banting und Best im *Canadian Medical Association Journal* ihre Schlußfolgerungen:

1. *Der Blutzucker konnte bei dem behandelten Patienten bis auf normale Werte abgesenkt werden.*
2. *Die Harnzuckerausscheidung konnte zum Verschwinden gebracht werden.*
3. *Die Acetonausscheidung mit dem Urin konnte ebenfalls beseitigt werden.*
4. *Die Aufnahme von Kohlenhydraten aus der Ernährung wurde verbessert.*
5. *Der Allgemeinzustand des Patienten verbesserte sich deutlich, und auch subjektiv fühlte er sich deutlich wohler.*

Es war nun also erstmals gelungen, einen jugendlichen Diabetiker vor dem sonst sicheren Tod zu bewahren.

Ebenfalls im Jahre 1922 begann dann die industrielle Herstellung von Insulin aus Bauchspeicheldrüsen von Rindern, zunächst durch die Firma Eli Lilly. 1923 brachten aber auch die Firmen Hoechst und Bayer eigene Insuline heraus und wiesen sehr exakt auf die Gefahr etwaiger Nebenwirkungen hin, wie z.B. im ersten Beipackzettel der Firma Bayer für ihr Insulin „Bayer":

Von Wichtigkeit ist es im Verlauf einer Insulinkur, den Blut-zucker regelmäßig zu kontrollieren und durch geeignete Do-sierung dafür zu sorgen, daß der Blutzuckergehalt nicht unter 0,9‰ herabsinkt, da unterhalb dieses Prozentsatzes, etwa von 0,7‰ ab, sich schon unangenehme Erscheinungen, die auf ei-ne zu starke Blutzuckerherabsetzung hinweisen, bemerkbar machen. Sinkt der Blutzucker bis 0,4‰, so treten ernste Stö-rungen auf. Diese werden eingeleitet durch Hunger und Schwächegefühl, gehen über in Schläfrigkeit und Schwindel und führen schließlich, wenn keine Behandlung des Zustandes eintritt, zu Bewußtlosigkeit und Tod. Da aber zu Beginn der Vergiftungen auch objektiv meist starkes Schwitzen besteht, dient dieses für den Kranken wie für den Arzt als Warnungs-signal, das zur schnellen Gegenbehandlung Veranlassung gibt. Durch Einnahme von Fruchtsaft mit Traubenzucker können derartige Zwischenfälle, die bei genügender Beaufsichtigung sich stets vermeiden lassen, schnell beseitigt werden. In be-drohlichen Fällen spritzt man den Traubenzucker i.v., und zwar 5–20 g in einer 5–20%igen Lösung. Das Insulin ist kühl aufzubewahren. Sollten bei der subkutanen Einspritzung ir-gendwelche lokale oder allgemeine Nebenwirkungen in Er-scheinung treten, so bitten wir, dieses sofort den Farbenfabri-ken – vormals Friedrich Bayer & Co., Elberfeld – mitzuteilen, möglichst unter Beifügung des Fläschchens, zumindest unter der Angabe der Fabriknummer mit eingehender Beschreibung des klinischen Bildes.

Es ist beeindruckend, wie sorgfältig und vorsichtig damals mit der neuen Substanz Insulin umgegangen wurde.

Schon vor der Entdeckung des Insulins versuchte man natürlich, die Zuckerkrankheit mit diätetischen Maßnahmen zu beeinflussen. Im Jahre 1895 erscheint die erste Auflage des Buches von Karl von Noorden „Die Zuckerkrankheit und ihre Behandlung". Er beginnt das Kapitel über die Ernährung mit dem bezeichnenden Satz: *„Enthaltung muß also die unbeding-te Voraussetzung zur Erhaltung des Lebens sein."* Es folgen dann sehr interessante Ausführungen zur diätetischen Behandlung des Diabetikers, die in Teilen auch heute noch sehr modern erscheinen. So erwähnt von Noorden z.B. bereits die Notwendigkeit einer ballaststoffreichen Kost für den Diabetiker.

Ein weiterer, bereits früh beschriebener Behandlungsansatz bei der Zuckerkrankheit ist die Muskelarbeit. Diese beiden nicht-medikamentösen Therapieverfahren stellen auch heute noch die Grundlage jeder Diabetesbehandlung dar.

Neben der Entdeckung des Insulins war auch die Entdeckung verschiedener blutzuckersenkender Tabletten von großer Bedeutung. So beschrieb Loubatières in seiner Doktorarbeit aus dem Jahre 1946 die blutzuckersenkenden Eigenschaften bestimmter Sulfonamidverbindungen und postulierte bereits, daß diese Tabletten einen Einfluß auf die Insulinausschüttung der Bauchspeicheldrüse haben müßten. 1955 beschrieben Franke und Fuchs die blutzuckersenkende Wirkung von Sulfonamiden bei Diabetikern. Im Selbstversuch stellte Fuchs Nebeneffekte fest und erklärte sie als *„eine auffällige Müdigkeit, Schweißausbruch, Hungergefühl, Zittrigkeit sowie eine gewisse Euphorie"*. Er hatte damit in klassischer Weise die Zeichen einer Unterzuckerung beschrieben, und damit letztlich den blutzuckersenkenden Effekt dieser Substanzen. Auch heute noch sind die Nachfolgegenerationen dieser Substanzen als Sulfonylharnstoffe zur Behandlung des nicht insulinabhängigen Diabetes mellitus im Einsatz.

Aber auch über andere Wege wirkende blutzuckersenkende Medikamente wie die Biguanide oder die Acarbose haben sich inzwischen in der Behandlung des nicht insulinbedürftigen Diabetes mellitus bewährt.

Glaubte man, mit der Entdeckung des Insulins den Diabetiker heilen zu können, so mußte man inzwischen lernen, daß damit der Diabetes zwar behandelbar geworden ist. In den folgenden Jahren stellte man jedoch fest, daß trotz der Behandlung Folgeschäden der Zuckerkrankheit an Nieren, Augen und Nerven, aber auch an den großen Blutgefäßen auftraten. So geht es in der modernen Diabetesbehandlung heute in erster Linie darum, diese Folgeschäden zu verhindern oder hinauszuzögern und damit die Lebenserwartung und die Lebensqualität des Diabetikers zu verbessern.

Ob und wann wir soweit sein werden, die rätselvolle Krankheit Diabetes mellitus zu heilen oder ihren Ausbruch gar zu verhindern, können wir heute nicht sagen. Zur Zeit nimmt die Diabeteshäufigkeit weltweit zu, so daß wir es mittlerweile tatsächlich mit einer echten Volkskrankheit zu tun haben. Entsprechend groß sollten die wissenschaftlichen, aber auch gesundheitspolitischen Anstrengungen sein, das Problem Zukkerkrankheit immer besser in den Griff zu bekommen. Konzepte einer guten, flächendeckenden Diabetikerversorgung existieren durchaus, jedoch scheitert die Umsetzung derzeit am fehlenden gesundheitspolitischen Durchsetzungsvermögen. Dies ist mit ein Grund dafür, daß das vorliegende Büchlein das Wissen um die Volkskrankheit Diabetes mellitus über Patienten und Ärzte hinaus in die breite Bevölkerung tragen soll.

II. Wie kommt es zum Auftreten
eines Diabetes mellitus?

Im vorangehenden Kapitel wurde bereits ausgeführt, daß die Bauchspeicheldrüse das Organ ist, welches entscheidend an der Entstehung der Krankheit beteiligt ist. In der Bauchspeicheldrüse befinden sich die sog. Langerhans'schen Inseln. Die Langerhans'schen Inseln sind Zellverbände, die verschiedene Hormone produzieren. Diese Hormone werden ins Blut ausgeschüttet und entfalten dort unterschiedliche Wirkungen. Die B- oder β-Zellen in den Langerhans'schen Inseln sind für die Insulinproduktion verantwortlich. Insulin ist ein Hormon, welches im Organismus sehr zahlreiche verschiedene Prozesse beeinflußt. Insulin bewirkt die Aufnahme von Glukose (Traubenzucker) in die Muskelzelle. Insulin fördert die Glykogenbildung in der Leber. Glykogen ist die Speicherform von Traubenzucker. Aus Glykogen kann im Bedarfsfall sehr rasch Traubenzucker wieder freigesetzt werden. Im Körperfettgewebe fördert Insulin die Fettbildung. Weiterhin schwächt Insulin die Wirkung einer Reihe anderer Hormone, wie z.B. das Streßhormons, ab. Insulin ist also, bedingt durch seine vielen verschiedenen Wirkungen, zweifelsohne ein sehr wichtiges Hormon im Körper.

Es kann nun passieren, daß Insulin im Körper nicht in ausreichender Menge zur Verfügung steht, wenn z.B. die insulinproduzierenden B-Zellen in der Bauchspeicheldrüse geschädigt sind. Vorstellbar wäre aber auch, daß zwar genügend Insulin im Körper vorhanden ist, es aber seine einzelnen, eben beschriebenen Funktionen nicht ordentlich wahrnimmt. Beides ist jedenfalls möglich, und es resultieren daraus, wie später noch zu sehen sein wird, ganz verschiedene Formen des Diabetes mellitus, der Zuckerkrankheit.

Eine zu geringe Insulinmenge oder ungenügend wirksames Insulin führt im Körper dazu, daß Traubenzucker nicht ausreichend aus dem Blut in die Körperzellen eingeschleust werden kann. Der aus den Kohlenhydraten der Nahrung stammende Traubenzucker wird also im Blut ansteigen. Dementsprechend sind bei einem unbehandelten Diabetiker erhöhte Blutzuckerwerte festzustellen.

Für den Körper ergeben sich daraus zwei Probleme: Zum einen muß er versuchen, die erhöhten Blutzuckerwerte wieder zu senken, zum anderen muß er sich gleichzeitig darum bemühen, Energie für die Körperzellen über andere Stoffwechselwege zur Verfügung zu stellen.

Eine Senkung der Blutzuckerwerte ist erreichbar, wenn Zukker aus dem Blut über die Niere mit dem Urin ausgeschieden wird. Dementsprechend wird der Diabetiker ab einer bestimmten Blutzuckerhöhe auch Zucker im Urin haben. Diese Zukkererhöhung im Urin wird als *Glukosurie* bezeichnet. Zucker im Urin taucht ab einer Blutzuckerhöhe von ca. 180 mg/dl auf. Wir sprechen bei diesem Grenzwert von der sog. *Nierenschwelle*. Je höher der Blutzucker, desto höher wird die mit dem Urin ausgeschiedene Zuckermenge sein.

Da der Zucker im Urin nur in gelöster Form ausgeschieden werden kann, erhöht sich, abhängig von der Höhe des ausgeschiedenen Urinzuckers, auch die Urinmenge insgesamt. Es kommt zu einem verstärkten Harnfluß. Die Harnmengen pro Tag können leicht 4–5 Liter betragen. Medizinisch wird ein solcher vermehrter Harnfluß als *Polyurie* bezeichnet.

Die vermehrte Ausscheidung von Flüssigkeit über den Urin führt mit der Zeit zu einer Austrocknung des Körpers, was vom Durstzentrum im Gehirn wahrgenommen wird. Der Patient empfindet ein verstärktes Durstgefühl und fängt an, größere Mengen zu trinken. Dieses Symptom wird als *Polydipsie* bezeichnet.

Wenn die Energiegewinnung des Körpers aus Traubenzukker nur noch eingeschränkt oder gar nicht mehr möglich ist, schaltet der Organismus auf Energiegewinnung aus Fettgewebe um. Dies führt dazu, daß Fettgewebe abgebaut wird. Der zuckerkranke Patient verliert an Gewicht. Je länger ein solcher Zustand besteht, desto bedrohlicher wird er. Im Extremfall kann es ohne Behandlung zu Bewußtlosigkeit und nachfolgendem Tod kommen. Eine rechtzeitige Diagnosestellung ist deswegen in jedem Fall erforderlich. Ein Arzt muß, wenn die oben beschriebenen Symptome vorliegen, deshalb immer auch an die Möglichkeit denken, daß bei dem Betreffenden möglicherweise eine Zuckerkrankheit vorliegt.

III. Welche verschiedenen Formen
eines Diabetes mellitus gibt es?

Ist Diabetes gleich Diabetes?
Die gestellte Frage läßt natürlich vermuten, daß Diabetes nicht gleich Diabetes ist, und tatsächlich gibt es ganz verschiedene Krankheiten, die wir mit dem Begriff Diabetes mellitus bezeichnen und die letztlich nur eine Erhöhung des Blutzuckers und die daraus resultierenden Folgeschäden gemein haben. Im folgenden sollen die verschiedenen Zuckerkrankheiten näher beschrieben werden:

1. Der Typ I-Diabetes mellitus

Diese Form der Zuckerkrankheit tritt häufiger bei Kindern und jüngeren Menschen auf, kann aber auch bei älteren Menschen vorkommen. Der Krankheitsverlauf ist meist sehr rasch. Es kommt zu einer starken Erhöhung der Blutzuckerwerte, die dem Patienten entsprechende Beschwerden macht. Patienten, die einen Typ I-Diabetes mellitus bekommen, sind meist schlank. Trotzdem kann es auch passieren, daß ein übergewichtiger Mensch einen Typ I-Diabetes bekommt. Die wichtigste Frage ist sicher zunächst die Frage, wodurch es zum Auftreten eines Typ I-Diabetes kommen kann. Der Typ I-Diabetes ist die Diabetesform, die mit einer Zerstörung der insulinproduzierenden Zellen in der Bauchspeicheldrüse einhergeht. Diese zunehmende Zerstörung der insulinproduzierenden Zellen führt dazu, daß immer weniger Insulin im Körper zur Verfügung steht. Der Insulinmangel hat zur Folge, daß der Zucker nur unzureichend aus dem Blut in die Körperzellen eingeschleust werden kann. Es kommt dementsprechend infolge des Insulinmangels zum Ansteigen der Blutzuckerwerte und zu allen in Kapitel 2 geschilderten Beschwerden.

Ein großes Problem stellt die Frage dar, warum es zum Auftreten eines solchen Typ I-Diabetes mellitus kommt. Wir gehen heute davon aus, daß unterschiedlichste Faktoren wie

z. B. Virusinfektionen, aber wahrscheinlich auch Umwelteinflüsse zu einer fortschreitenden Zerstörung der B-Zellen führen können. Diskutiert werden insbesondere Mumpsinfektionen, Coxsackie-B-Infektionen, Röteln, Masern, Zytomegalie und Influenza-Viren, also im wesentlichen typische Kinderkrankheiten bzw. deren Erreger. Diese von außen einwirkenden „Störfaktoren" stoßen in der B-Zelle einen Selbstzerstörungsprozeß an. Es bilden sich sog. *Antikörper* (das sind körpereigene Abwehrzellen), deren zerstörerische Wirkung gegen die B-Zellen gerichtet ist. Diese Inselzell-Antikörper lagern sich an die Inselzellen an und bewirken ihre Zerstörung. Es handelt sich also beim Typ I-Diabetes mit einiger Wahrscheinlichkeit um eine sog. *Autoimmunerkrankung,* d.h. das menschliche Abwehrsystem attackiert fatalerweise den eigenen Körper. Dafür spricht auch die Tatsache, daß der Typ I-Diabetes nicht selten mit anderen Autoimmunerkrankungen, wie z. B. mit Störungen der Schilddrüsen- oder Störungen der Nebennierenfunktion, kombiniert ist.

Wie der Typ I-Diabetes stets mit einem zunehmenden absoluten Insulinmangel einhergeht, so ist er auch primär nicht mit Tabletten behandelbar, sondern muß von vornherein mit Insulininjektionen behandelt werden.

Der Typ I-Diabetes ist, gemessen an der Gesamtzahl der Diabetiker, eine eher seltene Krankheit. Wir gehen davon aus, daß in Deutschland ca. 10 % aller Diabetiker einen Typ I-Diabetes haben.

2. Der Typ II-Diabetes mellitus

Der Typ II-Diabetes tritt meist im mittleren oder höheren Lebensalter auf. Er ist die häufigste Diabeteserkrankung und kann als klassische Zivilisationskrankheit bezeichnet werden. Die Häufigkeit des Auftretens hängt sehr stark von den Lebensgewohnheiten einer Bevölkerung ab, so gab es z. B. in den Hungerzeiten nach dem Zweiten Weltkrieg kaum Typ II-Diabetiker. Mit der „Freßwelle" der 50er Jahre nahm dann die Typ II-Diabeteshäufigkeit rapide zu.

Wir haben es bei dem Typ II-Diabetes mit einem sehr komplexen Krankheitsbild zu tun. Der Typ II-Diabetes selbst stellt letztlich den Endpunkt einer jahrzehntelang vorausgehenden Krankheitsentwicklung dar. Das Krankheitsgeschehen beginnt in aller Regel mit einer Unempfindlichkeit der Körperzellen für das körpereigene Insulin. Diese Unempfindlichkeit für das körpereigene Insulin bezeichnen wir als *Insulinresistenz*. Sie dürfte in vielen Fällen vererbt sein. Diese Insulinresistenz führt bereits in jungen Jahren dazu, daß der Patient verstärkt Insulin in seinen B-Zellen produziert und dieses Insulin in das Blut ausschüttet. Wir können dementsprechend hohe Insulinspiegel im Blut messen. Diese vermehrte Insulinproduktion ist für den Körper die einzige Möglichkeit, die Insulinunempfindlichkeit der körpereigenen Zellen zu überwinden und damit den Zuckerstoffwechsel im Gleichgewicht zu halten. Das Problem der Insulinunempfindlichkeit und der hohen Insulinspiegel, mit denen der Körper versucht, jene Insulinunempfindlichkeit zu kompensieren, führt dazu, daß diese Patienten bereits in der Kindheit und in jungen Jahren dazu neigen, übergewichtig zu werden. Man kann Insulin mit Fug und Recht als „Masthormon" bezeichnen. Hohe Insulinspiegel führen über längere Zeit zu einer verstärkten Fettbildung. Wie schön Insulin eine Gewichtszunahme fördert, konnte man in der Zeit nach dem Zweiten Weltkrieg sehen, in der unterernährte Großstadtkinder in Kuren verschickt wurden. In diesen Kuren wurde versucht, durch Gabe kleiner Insulindosen eine Gewichtszunahme zu erreichen.

Die vermehrte Fettbildung führt zu einer charakteristischen Fettverteilung. Hauptsächlich wird das Fett im Bauchraum angelegt. Es bildet sich ein typischer „Bierbauch" heraus. Man spricht deswegen auch von einem *männlichen Fettverteilungstyp* oder medizinisch von einer *androiden Adipositas*. Zur Beeinflussung des weiteren Krankheitsgeschehens ist es ungeheuer wichtig, bereits bei Kindern und Jugendlichen eine solche Gewichtszunahme mit Ausbildung einer männlichen Fettverteilung zu vermeiden. Nimmt ein Mensch mit dem beschriebenen Problem zu und entwickelt er eine androide

Tab. 1: Gegenüberstellung der charakteristischen Kriterien
eines Typ I- bzw. Typ II-Diabetes

	Typ I-Diabetes	Typ II-Diabetes
Anzahl	ca. 200 000	ca. 3 800 000
Insulin-Bedarf	früh	spät
Insulin-Antikörper	ja	nein
Einstellung	schwankend	meist stabil
Komagefahr	hoch	geringer
Unterzuckerungen	häufig	selten
Vererbung	relativ schwach	ziemlich stark
Gewicht	eher stark	meist übergewichtig
Alter	meist jung	meist älter
Langzeit-Gefahren	etwa gleich	etwa gleich
Tabletten	nein	ja

Adipositas, so stellen sich in der Folge weitere Probleme ein. Es kommt zu Fettstoffwechselstörungen mit Erhöhung des Cholesterins, insbesondere des gefäßgefährdenden LDL-Cholesterins. Das gefäßschützende HDL-Cholesterin ist bei diesen Patienten meist erniedrigt. Auch die Neutralfette, die sog. *Triglyzeride*, sind erhöht. Die gesamte Konstellation ist ein erhebliches Risiko für die Blutgefäße der Patienten. Sie bekommen vorzeitig und rasch fortschreitend eine Arteriosklerose (Arterienverkalkung).

Weiterhin bildet sich bei diesen Patienten ein Bluthochdruck aus. Auch der Bluthochdruck ist ein eigenständiger Risikofaktor, weil er die Entstehung einer Arteriosklerose fördert. Wir haben es also insgesamt mit einem Patienten zu tun, der übergewichtig ist, eine Fettstoffwechselstörung und einen Bluthochdruck hat und manchmal auch noch unter Gicht leidet. Das Grundproblem ist, wie oben beschrieben, die Unempfindlichkeit der körpereigenen Zellen für körpereigenes Insulin und die dadurch hervorgerufene hohe Insulinproduktion. In diesem Stadium hat der Patient aber noch keinen Typ II-Diabetes mellitus. Vielmehr kommt es irgendwann nach Jahren oder Jahrzehnten zu einer beginnenden Erschöpfung der insulinproduzierenden B-Zellen. Sie überschreiten den Gipfel der möglichen maximalen Insulinproduktion. Dann – und erst zu diesem Zeitpunkt – reicht das produzierte Insulin nicht mehr aus, um den Blutzucker im Gleichgewicht zu halten. Es kommt zu ansteigenden Blutzuckerwerten mit den gleichen Folgen, wie beim Typ I-Diabetiker beschrieben. Wir bezeichnen das Gesamtbild der beschriebenen Erkrankungen deshalb als *metabolisches Syndrom* oder auch als *Wohlstandssyndrom*.

Da die Insulinunempfindlichkeit offensichtlich bei vielen dieser Patienten genetisch bedingt ist, muß es oberstes Ziel sein, diese Risikopatienten zu erkennen und – da wir den genetischen Defekt selbst nicht beseitigen können – die krankheitsfördernden Faktoren, insbesondere Gewichtszunahme, falsche Ernährung und mangelnde Muskelarbeit, zu vermeiden. Der Typ II-Diabetes mellitus im Rahmen eines solchen metabolischen Syndroms ist eine häufige Erkrankung. Wir gehen davon aus, daß allein in Deutschland über 4 Millionen Typ II-Diabetiker leben. Die Zahl der Typ II-Diabetiker nimmt insbesondere durch die beschriebenen ungünstigen Lifestyle-Voraussetzungen stetig zu, was im Sinne der Krankheitsvorbeugung eine echte gesundheitspolitische, aber auch gesundheitsökonomische Herausforderung darstellt.

3. Weitere Diabetes-Formen

Ein Diabetes mellitus kann auch im Zusammenhang mit anderen Erkrankungen oder anderen äußeren Einflüssen auftreten, z. B. kann sich ein Diabetes entwickeln, wenn die Bauchspeicheldrüse wiederholt Entzündungen durchgemacht hat oder wenn ein großer Teil der Bauchspeicheldrüse durch eine Operation beseitigt werden mußte. Ein solcher Diabetes wird als *pankreopriver Diabetes* bezeichnet.

Auch Erkrankungen, die mit einer vermehrten Ausschüttung bestimmter Hormone einhergehen, können zu einem Diabetes führen. Eine klassische Krankheit, die meist mit einem Diabetes einhergeht, ist das Cushing-Syndrom. Hierbei kommt es aufgrund einer Fehlfunktion der Nebenniere oder der Hirnanhangsdrüse zu hohen Cortisolspiegeln im Blut.

Cortisol ist ein Hormon, welches seine Wirkung gegen die Insulinwirkung richtet. Entsprechend wird die Insulinwirkung abgeschwächt, und die Blutzuckerwerte steigen an.

Auch bestimmte Medikamente können eine diabetische Stoffwechsellage auslösen. Dies muß der Arzt wissen und bei Gabe entsprechender Medikamente beachten.

Eine weitere, wissenschaftlich sehr interessante Diabetesform stellt der MODY-Diabetes dar. MODY ist die Abkürzung für *m*atu-rity *o*nset *d*iabetes in *y*oung people. Er beschreibt die Sonderform eines Diabetes, der bei jungen Erwachsenen auftritt und zunächst nicht mit Insulin behandelt werden muß. Dieser Diabetes wird vererbt. Es gibt ganze MODY-Familien. Der MODY-Diabetes verläuft zunächst recht mild, kann jedoch nach längerer Krankheitsdauer wie die anderen Diabetesformen auch zu Folgeschäden führen.

Schließlich muß an dieser Stelle auch noch der Schwangerschaftsdiabetes erwähnt werden. In der Schwangerschaft kommt es zu hormonellen Umstellungen, die bei entsprechender Veranlagung zu steigenden Blutzuckerwerten führen können. Ein Schwangerschaftsdiabetes kann nach Beendigung der Schwangerschaft vollständig wieder verschwinden. Er muß in jedem Fall sehr gut und sehr exakt behandelt werden, weil es sonst zu bleibenden Schäden beim Kind kommen kann. Darüber wird in Kapitel VIII – Diabetes und Schwangerschaft – noch mehr gesagt werden.

Auch Lebererkrankungen, insbesondere die Leberzirrhose, können vermehrt zum Auftreten eines Diabetes mellitus führen. Wir bezeichnen alle diese Diabetesformen als *sekundäre Diabetesformen* und grenzen sie damit vom klassischen Typ I- und Typ II-Diabetes mellitus ab. Eine sekundäre Diabetesform ist unter Umständen, wenn die Grundkrankheit beseitigt werden kann, vollständig heilbar. Auch damit unterscheidet sich der sekundäre Diabetes von einem Typ I- und einem Typ II-Diabetes, für die wir bis heute keine Heilung, wohl aber sehr gute Behandlungsmöglichkeiten haben.

Vielleicht hat der Hausarzt oder der Internist bei Ihnen schon irgendwann einmal einen Zuckerbelastungstest durchgeführt. Bei einem solchen Zuckerbelastungstest trinkt man eine bestimmte Zuckermenge und bestimmt vor dem Zuckertrank sowie ein und zwei Stunden nach dem Zuckertrank die Blutzuckerwerte. Ein zu hohes Ansteigen der Blutzuckerwerte nach einer solchen Zuckerbelastung wird als *gestörte Glukosetoleranz* bezeichnet. Eine gestörte Glukosetoleranz kann die Vorstufe zu einem Typ II-Diabetes mellitus sein, insbesondere dann, wenn der Betreffende übergewichtig ist, einen Hochdruck hat, eine Fettstoffwechselstörung aufweist oder in der Familie gehäuft Typ II-Diabetes, Fettleibigkeit, Hochdruck- und Gefäßerkrankungen aufgetreten sind. Für Patienten aus solchen Risikofamilien ist der Glukosetoleranztest ein wichtiges prognostisches Kriterium. Auch bei schwangeren Frauen, die aus diabetesbelasteten Familien kommen oder bei denen in früheren Schwangerschaften ein Diabetes aufgetreten war, sollte ein Glukosetoleranztest durchgeführt werden.

Es zeigt sich also eindeutig, daß die eingangs gestellte Frage „Ist Diabetes gleich Diabetes?" voll berechtigt ist. Diabetes ist eben nicht gleich Diabetes, sondern wir fassen unter diesem Begriff heute eine Vielzahl von Erkrankungen zusammen, die als gemeinsame Auswirkung lediglich eine Erhöhung der Blutzuckerwerte aufweisen. Entsprechend der Unterschiedlichkeit der Erkrankungen müssen die Behandlungsansätze erfolgen. Damit ein Patient mit einem Diabetes mellitus dann auch wirklich richtig behandelt werden kann, sollte eine möglichst exakte Zuordnung zu den unterschiedlichen Diabetesformen erfolgen. Es wäre z.B. ganz schlecht, wenn ein jugendlicher schlanker Typ I-Diabetiker nicht sofort Insulin gespritzt bekäme. Umgekehrt wäre es genau so ungünstig, einem deutlich übergewichtigen älteren Typ II-Diabetiker sofort Insulin zu geben. Bei einem solchen Patienten würden wir ganz im Gegenteil zunächst versuchen, seinen Körper durch geeignete Maßnahmen wieder insulinempfindlicher zu machen, um die ja vorhandene eigene Insulinsekretion besser ausnutzen zu können.

IV. Welche Beschwerden weisen auf einen Diabetes mellitus hin, und wie diagnostiziert man die Erkrankung?

Die Erkennung einer Zuckerkrankheit ist aufgrund typischer Beschwerden in vielen Fällen frühzeitig möglich und sollte dem erfahrenen Arzt aus Kenntnis der Vorgeschichte und der Beschwerden seiner Patienten ohne Schwierigkeiten möglich sein. Trotzdem gibt es auch in der Diabetesdiagnostik nicht die schnelle „Auf einen Blick"-Diagnose.

Klassische Beschwerden, die sowohl auf einen Typ I- als auch auf einen Typ II-Diabetes hindeuten können, sind eine Gewichtsabnahme, die nicht ernährungsbedingt ist, Leistungsminderung, Schlappheit, Mattigkeit, Heißhungergefühle, abnormer Durst (Polydipsie), große, zunehmende Urinmengen (Polyurie), Mundtrockenheit, nächtliche Wadenkrämpfe und Juckreiz der Haut.

Liegt bereits ein schwerer, entgleister Diabetes vor, so kann es zu Brechreiz und Erbrechen, Bauchschmerzen und Bewußtseinstrübung kommen.

Alle diese charakteristischen Zeichen können jedoch bei einem schleichend verlaufenden Typ II-Diabetes fehlen. Deswegen wird der Typ II-Diabetes auch oft nur zufällig und damit viel zu spät erkannt.

Die Zuckerkrankheit mit erhöhten Blutzuckerwerten wird zumeist von einer erhöhten Infektanfälligkeit begleitet. Dementsprechend müssen auch Hautinfektionen, Furunkulosen, Harnwegsinfekte, Infekte im Bereich der Geschlechtsorgane, Zahnfleischentzündungen oder ständig auftretende Erkältungen und grippale Infekte an einen möglichen Diabetes denken lassen.

Wichtig für den Arzt sind weiterhin folgende Fragen: Gibt es blutsverwandte Familienangehörige mit Diabetes? Haben diese einen insulinbedürftigen oder nicht-insulinbedürftigen Diabetes? Besteht in der Familie eine Neigung zu Fettleibigkeit, insbesondere der männlichen (androiden) Form? Sind in der Familie Patienten mit Fettstoffwechselstörungen oder Hochdruck bekannt? Sind in der Familie gehäuft Herzinfarkte oder Schlaganfälle vorgekommen?

Eine Beantwortung dieser Fragen im positiven Sinne kann Hinweis auf eine mögliche multifaktorielle genetische Diabetesbelastung sein, wobei sich diese Fragen in erster Linie auf die komplexe Krankheit des metabolischen Syndroms (Wohlstandssyndrom) mit Typ II-Diabetes mellitus beziehen.

Die Diagnosestellung ist relativ einfach. Ein manifester Diabetes mellitus liegt dann vor, wenn wiederholte Blutzuckermessungen eindeutig erhöhte Nüchternwerte vor dem Essen und erhöhte Blutzuckerwerte nach dem Essen ergeben. Auch wenn eine Zuckerausscheidung im Urin meßbar ist, besteht der dringende Verdacht auf Vorliegen einer Zuckerkrankheit. Urinzuckeruntersuchungen sind sehr einfach durchzuführen. Sie werden deswegen zunehmend auch im Zuge sog. *Populationsscreenings* (Untersuchungen großer Bevölkerungsgruppen) eingesetzt, da die Rate nicht oder nicht rechtzeitig erkannter Typ II-Diabetiker in der Bevölkerung recht hoch ist und eine verzögerte Diagnosestellung unter Umständen erhebliche Auswirkungen auf den weiteren Verlauf der Krankheit hat.

In Deutschland wird der Blutzucker meistens noch in mg/dl angegeben. International ist hingegen die Angabe mmol/l gebräuchlich. 1 mmol/l entspricht ungefähr 18 mg/dl. Normal sind je nach Meßmethode mit kleinen Abweichungen Nüchternblutzuckerwerte zwischen 60 und 100 mg/dl. Nach einer kräftigen, kohlenhydratreichen Mahlzeit kann der Blutzucker bis 140 mg/dl ansteigen. Überschreiten mehrfache Blutzuckermessungen diese Werte eindeutig, so liegt ein Diabetes mellitus vor.

Urinzucker wird normalerweise erst bei einem Blutzucker von 180 mg/dl und mehr über einen längeren Zeitraum ausgeschieden. Das liegt daran, daß erst bei diesen Blutzuckerkonzentrationen Zucker aus dem Blut in der Niere in den Urin übertritt. Wir sprechen bei diesem Phänomen von der sog. *Nierenschwelle.* Sie kann bei älteren Patienten oder Patienten mit Nierenerkrankungen erhöht sein, so daß das Fehlen einer Zuckerausscheidung im Urin bei diesen Patienten nicht Beweis für eine gute Diabeteseinstellung sein muß.

Die Messung des Blutzuckers erfolgt meistens im Kapillarblut, d. h. durch Blutentnahmen aus dem Ohrläppchen oder der Fingerkuppe. Das Blut aus den Fingerkuppen wird besonders von den Diabetikern zur Messung benutzt, die selbst regelmäßige Blutzuckerkontrollen durchführen. Für diese Blutzuckerselbstkontrollen stehen Teststreifen zur Verfügung, die eine sehr einfache und schnelle Handhabung mit recht exakten Meßergebnissen ermöglichen.

Auch die Urinzuckerbestimmung erfolgt mittels Teststreifen. Manchmal kann mit diesen Teststreifen gleichzeitig die Acetonausscheidung im Urin bestimmt werden. Aceton findet sich im Urin, wenn im Körper Fett abgebaut wird. Dies ist immer dann der Fall, wenn die Energiegewinnung aus dem Zuckerstoffwechsel erheblich gestört ist. Ein positiver Acetonbefund im Urin deutet also stets darauf hin, daß der Diabetes nicht gut behandelt ist. Ansonsten finden wir positive Acetonausscheidungen im Urin nur noch im echten Hungerzustand, weil bei fehlender Nahrungszufuhr der Körper auch auf Energiegewinnung durch Fettabbau umstellt.

In den letzten Jahren wird zur Kontrolle der diabetischen Stoffwechsellage zunehmend regelmäßig die Bestimmung von glykosiliertem Hämoglobin eingesetzt. Unter glykosiliertem Hämoglobin versteht man den Anteil an verzuckertem roten Blutfarbstoff. Bei jedem von uns ist ein gewisser Prozentsatz des roten Blutfarbstoffs verzuckert. Abhängig von der mittleren Blutzuckerhöhe steigt dieser prozentuale Anteil bei Diabetikern an. Je höher die mittleren Blutzuckerwerte sind, desto höher wird der prozentuale Anteil verzuckerten roten Blutfarbstoffs sein. Ist ein Hämoglobinmolekül einmal verzuckert, kann diese Reaktion nicht wieder rückgängig gemacht werden. Dieses Molekül verschwindet erst dann aus dem Blut, wenn das dazugehörige rote Blutkörperchen abstirbt. Da rote Blutkörperchen eine mittlere Lebensdauer von ca. 130 Tagen haben, läßt die Bestimmung des verzuckerten Hämoglobins einen Rückschluß auf die Stoffwechsellage der letzten 6–8 Wochen zu. Dieser Test stellt also einen ganz wichtigen Baustein zur Beurteilung des Stoffwechsels beim Diabetiker dar. Der geschulte Diabetiker wird auch darauf bestehen, daß dieser Test in regelmäßigen Abständen bei ihm durchgeführt wird.

V. Welche Auswirkungen hat der Diabetes mellitus auf die Lebensgestaltung?

Das Auftreten eines Diabetes mellitus ist in jedem Fall ein einschneidendes Ereignis. Gewisse Änderungen der Lebensführung sind erforderlich, und das Bewußtsein möglicher Folgeschäden stellt eine schwere psychische Belastung dar. Entsprechend kann der manifeste Diabetes mellitus insbesondere bei Kindern und Jugendlichen zu psychischen Problemen führen. Die psychischen Reaktionsmuster entsprechen dabei denen, die wir auch bei anderen chronischen Erkrankungen finden. Depressionen, Aggressionen, Furcht, Abhängigkeit, Schuldgefühle, aber auch Hypchondrie kommen vor. Erst in einem oft jahrelangen Verarbeitungsprozeß, der durchaus im Sinne einer Trauerarbeit über die Tatsache der lebenslangen chronischen Erkrankung gesehen werden kann, kommt es schließlich zur Akzeptanz der Krankheit, zum Finden einer neuen Identität, die allerdings keine nur positive Identifikation bedeutet, sondern auch das Zulassen negativer Gefühle beinhaltet. Bei der ärztlichen Betreuung des Diabetikers muß dieser Verarbeitungsprozeß berücksichtigt und anerkannt werden, der Patient muß über seine Ängste sprechen können. Spürt man Aggressionen, sollte man versuchen, diese mit dem Patienten in Worte zu fassen. Der Diabetiker braucht in Phasen der Unsicherheit die Bestätigung, daß er sich richtig verhält. Eine Verschlechterung der Stoffwechsellage trotz gemeinsamer Bemühungen darf auch auf seiten des Arztes nicht zur Resignation führen.

Beim Kleinkind ist es zunächst wichtig, alle auftretenden Probleme ausführlich mit den Eltern zu besprechen. Im Schulkindalter sollte das diabetische Kind dann mehr und mehr in die Mitverantwortung einbezogen werden.

In der Pubertät treten oft erhebliche Schwierigkeiten auf. Es bewährt sich, das Unabhängigkeitsstreben dieser jugendlichen Patienten positiv zu nutzen und sie zunehmend an Entscheidungsprozessen zur Stoffwechselführung teilnehmen zu lassen.

Beim erwachsenen Diabetiker sehen wir uns mit Fragen zur Berufswahl, zur Sexualität, zur Partnerschaft, Familienplanung usw. konfrontiert.

Beim älteren Typ II-Diabetiker stehen Probleme des Lösens von liebgewordenen Gewohnheiten, insbesondere Ernährungsgewohnheiten im Vordergrund. Eine einfühlsame Führung auch in schwierigen psychischen Situationen gehört ganz wesentlich zur Betreuung jedes Diabetikers. Sie darf als Bestandteil der Behandlung in keinem Fall vernachlässigt werden.

Weiterhin ist für den jugendlichen Typ I-Diabetiker mit frühkindlichem Auftreten eines Typ I-Diabetes die ärztliche und Berufsberatung für einen später passenden Beruf entscheidend. Der Typ II-Diabetiker, der mit seiner Berufsausbildung bereits fertig ist und einen Beruf ausübt, wird nur in seltenen Fällen mit einer Berufsumstellung konfrontiert sein.

Ein gut geschulter insulinbedürftiger Diabetiker ist heute in der Lage, selbst berufsbedingte kurzfristige Zeitumstellungen in seiner Blutzuckerselbstkontrolle unter gleichzeitiger Insulinanpassung zu berücksichtigen, so daß selbst Mehrschichtarbeit möglich ist.

Der nicht insulinbehandelte Typ II-Diabetiker kann im Prinzip jeden erlernten Beruf ausüben, wobei diese Aussage allerdings eingeschränkt werden muß, wenn eine Selbst- oder Fremdgefährdung durch Unterzuckerungen mit Bewußtseinsstörungen besteht. Hierzu gehören z.B. Arbeiten mit Absturzgefahr wie bei Dachdeckern, Starkstromelektrikern, Telegraphenarbeitern, Bauarbeitern im Hochbau, berufliche Personenbeförderung wie Omnibusfahrer, Lokomotivführer oder Piloten, aber auch verantwortliche Überwachungsfunktionen wie Verkehrskontrollen im Luft- und Straßenverkehr, Schrankenwärter, Bahnleitstände u.ä.

Weiterhin sind Berufe mit berufsmäßigem Waffengebrauch nicht zulässig, so z.B. der Polizeibeamte, der Dienst mit der Schußwaffe tut. Diese Einschränkungen gelten natürlich erst recht für alle insulinbehandelten Diabetiker.

Dem behandelnden Arzt fällt die wichtige Aufgabe zu, die Eignung des Patienten für eine bestimmte Tätigkeit sowie das

Risiko für seine Gesundheit zu bewerten. Dabei sollten in der Patientenberatung Neigung, Begabung und Fähigkeiten berücksichtig werden. Die eigenen beruflichen Wünsche des Diabetikers sind zur Grundlage der Beratung zu machen und soweit wie möglich zu unterstützen.

Oft ergeben sich Schwierigkeiten auch aus Unkenntnis bei der Übernahme ins Beamtenverhältnis. Hierzu existieren Richtlinien der Deutschen Diabetesgesellschaft, die jedoch nur Empfehlungen darstellen. Es ist oft hilfreich, wenn die entsprechende Dienststelle auf die Richtlinien hingewiesen wird. Generell ist ein Ausschluß von Diabetikern aus pensionsberechtigten Anstellungen nicht gerechtfertigt. Diabetische Bewerber für den öffentlichen Dienst sollten eine langfristig gute Stoffwechseleinstellung und das Fehlen diabetischer Folgeschäden nachweisen können. Die gute Stoffwechselführung und das Fehlen diabetischer Folgeschäden sollten durch entsprechende ärztliche Untersuchungen und Bescheinigungen belegt sein.

Stellt sich die Frage der Berufs- oder Erwerbsunfähigkeit, ist in aller Regel ein ärztliches Gutachten zu erstellen. In einem solchen Gutachten wird auf das gesicherte Krankheitsbild eingegangen. Es erfolgt eine Beschreibung der Behinderung unter Berücksichtigung des ausgeübten Berufs. Ebenso müssen in einem solchen Gutachten Aspekte zum vorhersehbaren weiteren Verlauf und die Frage nach dem Erfolg von Rehabilitationsmaßnahmen beantwortet werden.

Der Diabetiker ist im Frieden vom Wehrdienst befreit. Bei Berufssoldaten erfolgt die Beurteilung durch ein truppenärztliches Gutachten. Zeitsoldaten können die vorzeitige Entlassung aus dem Wehrdienst beantragen.

Ein weiterer wichtiger Aspekt in der Frage der weiteren Lebensgestaltung ist die Beurteilung der Fahrtüchtigkeit. Diese erfolgt durch ein ärztliches Gutachten.

Strafrechtlich ist der Diabetiker für einen von ihm verursachten Straßenverkehrsunfall verantwortlich, wenn er zur Zeit des Unfalls unter Störungen litt, die er hätte erkennen oder vermeiden können. Eine Einschränkung der Straffähigkeit stellt eine verminderte Zurechnungsfähigkeit zum Zeitpunkt des Unfalls dar, die z. B. durch eine schwere Unterzuckerung gegeben sein kann, allerdings nur dann, wenn ein Übernahmeverschulden ausscheidet. Ein Übernahmeverschulden liegt dann vor, wenn der Diabetiker eine Tätigkeit wie z. B. das Führen eines Kraftfahrzeugs übernimmt, obwohl er den damit verbundenen Pflichten nicht gewachsen ist und dies hätte erkennen können.

Zivilrechtliche Konsequenzen können sich unter Umständen unabhängig von diesen Voraussetzungen ergeben.

Nach dem Grundsatz der Pflichten- und Güterabwägung kann der behandelnde Arzt auch unter Hintanstellung der ärztlichen Schweigepflicht zum Schutze eines höheren Rechtsgutes einen fahruntüchtigen Diabetiker zur Meldung bringen.

In der gesetzlichen sozialen Krankenversicherung wird der Diabetes mellitus wie jede andere Krankheit beurteilt. In der privaten Krankenversicherung wird in aller Regel ein Risikozuschlag erhoben.

Beim Abschluß von Lebensversicherungen werden Lebenserwartung und Krankheitsrisiken in Abhängigkeit vom Zeitpunkt des Auftretens des Diabetes sowie in Abhängigkeit von bereits vorhandenen Folgeschäden des Diabetes berücksichtigt.

Die beschriebenen beruflichen und sozialmedizinischen Aspekte können sich also auf die weitere Lebensgestaltung eines Diabetikers durchaus auswirken. Trotzdem wäre es natürlich falsch, bei der Diagnose eines Diabetes mellitus zu resignieren. Durch entsprechende Schulungsmaßnahmen der Patienten erreicht man eine zunehmende Eigenverantwortlichkeit in der Behandlungsführung und damit auch ein hohes Maß an Flexibilität in der täglichen Lebensführung. Es gibt gut organisierte Patientenorganisationen wie z. B. den Deutschen Diabetiker-Bund, aber auch zahlreiche Selbsthilfegruppen, denen sich der Diabetiker anschließen kann und in denen Erfahrungsaustausch, aber auch Aufklärung durch regelmäßige Fortbildungsveranstaltungen wie Diabetiker-Tage erfolgt. Wichtig ist eine gute Zusammenarbeit der behandelnden Ärzte mit diesen Patientenorganisationen und Selbsthilfegruppen, denn durch eine solche Zusammenarbeit wird ein erhöhtes Problembewußtsein auf beiden Seiten geschaffen. Entscheidend für die weitere Lebensgestaltung ist ein therapeutisches Miteinander von Betroffenem und Arzt, auch unter Einbeziehung der Familie und des sozialen Umfeldes. Mit einer positiven Lebenseinstellung kann der Diabetiker auch mit seiner Krankheit als „bedingt Gesunder" mit einem entsprechend hohen Maß an Lebensqualität sein weiteres Leben gestalten.

VI. Folgeschäden der Zuckerkrankheit

Glaubte man mit der Entdeckung, daß der Diabetes eine Erkrankung der Bauchspeicheldrüse sei, und mit der Einführung des Insulins die Ursache und eine sinnvolle Therapie des Diabetes mellitus gefunden zu haben, so mußte man bald feststellen, daß das neue Wissen und die damit verbundenen Behandlungsmöglichkeiten eine Reihe nicht vorhersehbarer Probleme aufwiesen. Während vor der Entdeckung des Insulins akute Stoffwechselentgleisungen des Diabetikers im Vordergrund des Krankheitsverlaufs standen und die Lebenserwartung des Diabetikers bestimmten, sind es heute die diabetischen Folgeschäden, die uns zu größter Sorgfalt bei der Stoffwechselführung des Diabetikers veranlassen. Bis heute sind die Ursachen dieser diabetischen Folgeschäden nicht eindeutig geklärt. Es scheint jedoch so zu sein, daß eine exakte Stoffwechselführung mit dem Ziel der möglichst weitgehenden Annäherung der Blutzuckerwerte an einen normalen Stoffwechsel die Entstehung diabetischer Folgeschäden günstig beeinflussen kann. In erster Linie wegen der durch den Diabetes hervorgerufenen Schäden an den Blutgefäßen ist die statistische Lebenserwartung des Diabetikers immer noch geringer als die der vergleichbaren Allgemeinbevölkerung. Prognose und Verlauf dieser diabetischen Folgeschäden an den Gefäßen sind nur dann zu beeinflussen, wenn sich der Diabetiker und der Arzt gemeinsam um eine gute Stoffwechselführung bemühen.

Die Folgeschäden der Zuckerkrankheit beginnen früh. Der ältere Begriff des diabetischen Spätschadens oder der diabetischen Spätkomplikationen muß deswegen revidiert werden. Diese Begriffsklärung ist wichtig, denn sie hat für den betroffenen Patienten Konsequenzen, was Diagnostik und Behandlung angeht. Wenn die Folgeschäden, die aus der Zuckerkrankheit resultieren, früh beginnen, muß es das Ziel sein, durch regelmäßige Überprüfung beginnende Folgeschäden auch möglichst frühzeitig zu erkennen, denn davon hängt ganz wesentlich die Chance einer Behandlungsmöglichkeit ab, und den Stoffwechsel von Beginn an und stets so gut wie möglich in Zusammenarbeit mit dem geschulten Patienten zu führen, denn nur dadurch können wir Einfluß auf Entstehung und Verlauf der diabetischen Folgeschäden nehmen.

Gefäßkrankheiten sind beim Diabetiker häufig und beginnen früher als beim Nicht-Diabetiker. Sie sind entscheidend für die immer noch verkürzte Lebenserwartung. Die Arteriosklerose des Diabetikers unterscheidet sich vom Gefäßbild her nicht von der des Nicht-Diabetikers, jedoch treten die Gefäßschäden am meisten in den kleineren Endstrecken der Gefäße auf.

Im Gegensatz zum Nicht-Diabetiker sind diabetische Frauen von einer Arteriosklerose gleich häufig betroffen wie diabetische Männer. Der Schutzfaktor, den nicht-diabetische Frauen aufgrund ihrer hormonellen Situation normalerweise gegenüber den Männern haben, wird also durch die Zuckerkrankheit aufgehoben. Der Verlauf der Gefäßerkrankungen beim Diabetiker wird zusätzlich ungünstig beeinflußt, wenn gleichzeitig ein erhöhter Blutdruck, eine Fettstoffwechselstörung oder Veränderungen in der Blutgerinnung vorhanden sind. Es gilt also gerade beim Typ II-Diabetiker, der ja alle diese Veränderungen hat, nicht nur den Diabetes selbst zu behandeln, sondern auch auf die anderen Risikofaktoren Einfluß zu nehmen.

Die Herzkranzgefäßerkrankung, die sog. *koronare Herzkrankheit*, ist die bezüglich der Lebenserwartung bedrohlichste Manifestation der Gefäßveränderungen beim Diabetes. Diabetische Männer sind auch hiervon gleich häufig betroffen wie diabetische Frauen. Herzinfarkte treten gehäuft auch bei jüngeren Diabetikern auf. Die Sterblichkeit liegt höher als bei Patienten ohne Zuckerkrankheit. Herzinfarkte bei Diabetikern können nicht selten schmerzfrei oder schmerzarm verlaufen. Man spricht dann von einem sog. *stummen Infarkt*. Manchmal löst ein Herzinfarkt beim Diabetiker auch Schmerzen an ganz anderer Stelle, z. B. im Bauchbereich, aus. Schädigungen der Hirngefäße spielen beim älteren Diabetiker eine wesentliche Rolle. Auch hier ist die Sterblichkeit im Vergleich zum Nicht-Diabetiker erhöht. Es besteht ein enger Zusammenhang zu erhöhten Blutdruckwerten.

Verschlüsse der Arterien an den Beinen kommen beim Diabetiker auch überwiegend wieder in den kleineren Gefäßen vor. Sie werden als *Verschlußkrankheit vom Unterschenkeltyp* bezeichnet. Die Ausbildung einer Gangrän, d. h. eines oder mehrerer absterbender schwarzer Zehen durch eine solche Durchblutungsstörung ist dementsprechend viel häufiger als beim Nicht-Diabetiker. Bestehen zusätzlich zu einer Durchblutungstörung der Beine auch noch diabetesbedingte Nervenschädigungen an den Füßen, so kommt es zur Entstehung des diabetischen Fußes, der ein hohes Risiko für den betroffenen Diabetiker darstellt.

Weil die Gefäßschäden beim Diabetiker eine solche wesentliche Rolle bezüglich der Lebenserwartung spielen, sollten einmal im Jahr bei jedem Diabetiker folgende Untersuchungen durchgeführt werden: eine augenärztliche Untersuchung, eine nervenärztliche Untersuchung zur Überprüfung der Nervenfunktion in den Beinen und des vegetativen Nervensystems, eine Überprüfung der Nierenfunktion, ein Erfassen und ggf. Behandeln oder Beseitigen von Risikofaktoren wie erhöhtem Blutdruck oder Rauchen, eine Untersuchung im Blick auf mögliche Fettstoffwechselstörungen, ein Ruhe-EKG sowie eine klinische Untersuchung der Gefäße durch Anschauen, Tasten, Abhören und gegebenenfalls einen Ultraschall der Gefäße.

Vorsorge und Behandlung erfolgen in erster Linie im Rahmen der Behandlung vorhandener Risikofaktoren, d. h. durch eine möglichst gute Diabeteseinstellung, eine konsequente Behandlung des Bluthochdrucks, eine möglichst weitgehende Normalisierung des Körpergewichts und des Fettstoffwechsels und eine Senkung der beim Typ II-Diabetiker häufig erhöhten eigenen Insulinspiegel.

Operationen an den Gefäßen der Diabetiker sind oft schwierig, gerade weil die Gefäßveränderungen an den kleinen Endstrecken der betroffenen Arterien auftreten. Dementsprechend muß sich die Behandlung der Durchblutungsstörungen nicht selten auf eine Behandlung mit Medikamenten beschränken.

Neben den bisher geschilderten Schäden an den Gefäßen des Diabetikers gibt es eine weitere klassische und diabetesspezifische Komplikation, die *Mikroangiopathie*. Unter einer Mikroangiopathie verstehen wir Veränderungen an den kleinsten Gefäßen des Körpers. Auch diese Veränderungen können prinzipiell an allen Organen auftreten. Besonders schwerwiegende Folgen haben sie aber, wenn sie die Augen, die Nieren oder das Nervensystem betreffen.

Wie es zum Auftreten einer solchen Schädigung an den kleinsten Gefäßen beim Diabetiker kommt, ist bisher nicht eindeutig geklärt. Es gibt offensichtlich auch dafür eine genetische Veranlagung, jedoch ist ein ganz wesentlicher Punkt die Tatsache, wie gut über die Jahre hinweg ein Diabetes geführt oder nicht geführt wird. Je besser die Diabetesbehandlung, desto geringer ist das Risiko, daß eine Schädigung der kleinsten Blutgefäße auftritt. Leider gibt es offensichtlich Diabetiker, bei denen trotz hervorragender Stoffwechselführung Folgeschäden auftreten, und andere, die selbst nach langjähriger Diabetesdauer und teilweise völlig unzureichender Stoffwechselführung keinerlei diabetische Folgeschäden aufweisen. Es scheint also außer den Stoffwechseleinflüssen andere, uns aber bisher nicht bekannte und deswegen auch nicht beeinflußbare prädisponierende Faktoren zu geben.

Die charakteristischen Folgeschäden an Nieren, Augen und Nerven sollen im folgenden dargestellt werden:

1. Die diabetische Nierenschädigung

Die Entstehung der diabetischen Nierenschädigung (diabetische Nephropathie) ist abhängig vom Lebensalter, von der Dauer der Zuckerkrankheit, von der Qualität der Stoffwechselführung und von einer guten Einstellung eines erhöhten Blutdrucks. Diabetische Nierenschädigungen und diabetische Augenschädigungen treten in einem engen Zusammenhang auf.

Bei der diabetischen Nierenschädigung kommt es zunächst zur Ausscheidung kleiner Eiweißkörper mit dem Urin. Wir bezeichnen dies als *Mikroalbuminurie*. Die Messung des Mikroalbumins im Urin ist der empfindlichste Marker für eine beginnende diabetische Nierenschädigung. Später kommt es dann zu höheren Eiweißausscheidungsraten und zu einer zunehmenden Einschränkung der Nierenfunktion, was mit einer Steigerung der Blutdruckwerte einhergeht. Es ist keine Frage, daß in einen solchen Prozeß, der letztlich zum Nierenversagen und damit zur künstlichen Nierenwäsche (Dialyse) oder einer Nierentransplantation führt, so früh wie möglich eingegriffen werden muß. Neben der möglichst guten Stoffwechseleinstellung hat sich in den letzten Jahren zunehmend gezeigt, daß eine konsequente Blutdruckeinstellung auf möglichst niedrige Werte den Verlauf der diabetischen Nierenschädigung ebenfalls sehr günstig beeinflussen kann.

Früher stellte der Diabetes mellitus eine Kontraindikation zur Nierentransplantation dar, d. h. Diabetikern wurden grundsätzlich keine Nieren transplantiert. Heute ist eher das Gegenteil richtig. Der positive Effekt einer erfolgreichen Nierentransplantation auf andere bereits vorhandene Folgeschäden ist eindeutig nachgewiesen.

Um eine diabetische Nierenschädigung möglichst frühzeitig zu erkennen, sollten einmal im Jahr Nierenuntersuchungen durchgeführt werden. Diese Nierenuntersuchungen umfassen die Mikroalbuminbestimmung im Urin, weitere Urinuntersuchungen, Bestimmung der Nierenwerte im Blut und, falls nötig, eine Ultraschalluntersuchung der Nieren.

2. Die diabetesbedingten Augenschäden

Die diabetische Retinopathie ist eine der häufigsten Erblindungsursachen. Wir sprechen von einer diabetischen Retinopathie, wenn eine Schädigung der kleinsten Gefäße der Netzhaut des Auges vorliegt. Die Netzhaut hat für das Sehen extrem wichtige Funktionen. In ihr mündet der Sehnerv. Sie ist aber auch mitverantwortlich für die Umwandlung optischer Reize in Sinnesreize und damit für die Möglichkeit des Sehens überhaupt.

Auch das Auftreten der diabetischen Retinopathie ist abhängig von der Diabetesdauer und wird ungünstig beeinflußt durch ungenügende Stoffwechselführung und einen begleitenden hohen Blutdruck. Auf der Netzhaut gibt es eine Region des schärfsten Sehens, diese nennt man *Makula*. Besonders bei älteren Typ II-Diabetikern spielen sich die Netzhautveränderungen häufig im Bereich der Makula ab. Wir sprechen dann von einer *Makulopathie*. Die Veränderungen der kleinen Gefäße der Netzhaut führen, wie oben beschrieben, letztlich häufig zur Erblindung. Die Behandlung gehört in die Hand des erfahrenen Augenarztes. In vielen Fällen müssen Licht- und Laserkoagulationen (das Entfernen von Blutgerinnseln, z. B. durch Laser) durchgeführt werden. Auch größere operative Eingriffe am Auge, wie z. B. die Glaskörperentfernung, können nötig werden. Sog. gefäßabdichtende Medikamente, die angeblich einen günstigen Einfluß auf die kleinen Gefäße der Netzhaut haben sollen, sind bis heute in ihrer Wirksamkeit umstritten.

Prophylaktisch wichtig ist auch hier die möglichst andauernde gute Stoffwechselführung. Dabei muß aber darauf geachtet werden, daß auch schwere Unterzuckerungen vermieden werden, denn schwere Unterzuckerungen können zu Einblutungen in die Netzhaut führen.

Unter der *diabetischen Katarakt* verstehen wir einen grauen Star des Diabetikers, der beim Diabetiker bereits im Kindes- und Jugendalter auftreten kann, aber auch beim älteren Diabetiker häufiger ist als beim Nicht-Diabetiker. Wie beim Nicht-Diabetiker kann der graue Star heute sehr gut durch die operative Einpflanzung einer neuen Linse behandelt werden.

Eine Augenveränderung, die dem Patienten oft Sorge macht, kann dann auftreten, wenn sich die Stoffwechselsituation sehr rasch ändert, d. h., wenn die Blutzuckerwerte sehr stark schwanken. Es kommt dann, bedingt durch Flüssigkeitsein- und -ausströme, zu einer Veränderung des Brechungssystems der Augenlinse. Diese Veränderung ist im Prinzip harmlos und nach Stabilisierung der Stoffwechsellage voll rückbildungsfähig. Allerdings kann diese Normalisierung Wochen in Anspruch nehmen. Es ist deswegen wichtig, daß der Diabetiker dieses Problem kennt und sich nicht unnötig darüber beunruhigt. Für den Augenarzt ist wichtig, daß er eine Brillenkorrektur stets nur bei stabiler Stoffwechsellage vornimmt.

3. Diabetische Nervenschädigungen

Unter dem Begriff *diabetische Polyneuropathien* fassen wir ein vielfältiges Bild diabetischer Nervenschädigungen zusammen. Prinzipiell kann jedes Bauelement des Nervensystems betroffen sein. Diabetische Nervenschädigungen sind häufig. Nach 10- bis 15jähriger Diabetesdauer findet man bei genauer Diagnostik der Diabetiker in 40–50 % der Diabetiker Hinweise für das Vorliegen einer Nervenschädigung. Diese Nervenschädigungen beschränken sich meistens auf das periphere Nervensystem. In seltenen Fällen kann aber auch das Gehirn selbst durch den Diabetes geschädigt werden.

Eine sehr häufige Form der Nervenschädigung ist die Neuropathie der Beine. Sie kann bereits nach kurzer Diabetesdauer auftreten. Bei Typ II-Diabetikern finden wir manchmal schon zum Zeitpunkt der Diagnosestellung einen diabetischen Nervenschaden. Die subjektiven Beschwerden beginnen an beiden Beinen, meist an den Füßen und sockenförmig an den Unterschenkeln. Die Patienten klagen über Beschwerden wie Ameisenlaufen, Pelzgefühl, Kribbeln. Später kann es auch zu brennenden Schmerzen kommen. Diese Schmerzen treten verstärkt in Ruhe auf und sind so gut von den Schmerzen bei einer Durchblutungsstörung abgrenzbar, die sich unter Belastungsbedingungen verschärfen. Die Patienten geben typische Schilderungen wie *„sobald ich im Bett liege, geht es los mit Schmerzen und Brennen in den Füßen"*; *„wenn ich aufstehe und herumgehe, wird es besser"*; *„ich kann die Beine unter der Bettdecke nicht stillhalten"*; *„die Bettdecke auf den Beinen ist mir unerträglich"*.

Durch exaktes Erfragen der Beschwerden und eine einfache klinisch-neurologische Untersuchung kann die Diagnose abgesichert werden. Wenn nötig, wird der Neurologe zusätzlich Bestimmungen der Nervenleitgeschwindigkeiten vornehmen.

Andere mögliche Ursachen müssen ausgeschlossen werden. So ist nicht selten auch der Alkohol an der Entstehung einer solchen Nervenschädigung beteiligt.

Die Behandlung dieser Art der diabetischen Nervenschädigungen besteht ebenfalls wieder in einer Optimierung des Stoffwechsels. Es gibt aber auch Medikamente, mit denen man den Verlauf günstig beeinflussen kann, insbesondere können diese Medikamente eine Besserung der Beschwerden bewirken. In erster Linie kommt hier die Behandlung mit Thioctsäure und Benfotiamin in Frage. Reicht eine solche Behandlung alleine nicht aus, kann man zusätzlich Schmerzmittel oder auch, niedrig dosiert, antidepressive Medikamente einsetzen, weil diese zu einer Schmerzdistanzierung führen. Manchmal führt die diabetische Nervenschädigung in den Beinen auch zu Muskelschwäche und Muskellähmung. Dann ist eine gute Physiotherapie eine wichtige Behandlungsmaßnahme. Sinnvoll ist auch eine längerfristige psychologische Betreuung, denn es handelt sich bei diesen Patienten ja um chronische Schmerzpatienten.

Geschädigt werden können durch den Diabetes auch die Bausteine des vegetativen Nervensystems. Es kommt dann zu Beschwerden an den Organen, die durch das vegetative Nervensystem beeinflußt werden. Das sind in erster Linie das Herz und Gefäßsystem, der Magen-Darm-Trakt, die Blase, das männliche Geschlechtsorgan sowie die Haut und der Knochenstoffwechsel. Manchmal führt eine Schädigung des vegetativen Nervensystems beim Diabetiker auch zu Störungen in der Wahrnehmung von Unterzuckerungen. Dies bedeutet dann eine erhebliche Gefährdung des Diabetikers.

Ist das vegetative Nervensystem des Herzens geschädigt, so entwickelt ein solcher Patient manchmal eine ausgeprägte Blutdruckfehlregulation. Er kann im Liegen einen hohen Blutdruck haben, sobald er aufsteht, kann der Blutdruck auf so niedrige Werte absacken, daß starker Schwindel bis hin zur Bewußtlosigkeit auftritt. Bei Diabetikern mit einer solchen Schädigung des vegetativen Nervensystems des Herzens besteht eine deutlich erhöhte Sterblichkeit. Die Behandlungsmöglichkeiten der vegetativen Nervenschädigung des Herzens bei der Zuckerkrankheit sind leider sehr beschränkt.

Die Schädigung des vegetativen Nervensystems im Bereich des Magens führt zu Oberbauchschmerzen, Völlegefühl und manchmal zu morgendlichem Brechreiz. Störend ist aber vor allem die veränderte Magenentleerung. Die Mahlzeiten verbleiben manchmal stundenlang im Magen und werden nicht weitertransportiert. Dementsprechend werden die Kohlenhydrate aus der Ernährung nur sehr unregelmäßig und unberechenbar in das Blut aufgenommen. Dies führt zu einem sehr schwankenden Stoffwechsel. Bei solchen Diabetikern ist die Diabeteseinstellung meist sehr schwierig.

Ist der Darm von einer vegetativen Nervenschädigung betroffen, kann dies zu wochen- bis monatelang andauernden häufigen nächtlichen Durchfällen führen. Auch hier ist die Behandlung ausgesprochen schwierig, und man sollte in solchen Fällen einen diabetologisch erfahrenen Facharzt zu Rate ziehen.

Die Schädigung des vegetativen Nervensystems der Blase führt dazu, daß sich die Blase nicht mehr vollständig entleert. Es bleibt ständig ein „Urinsee" in der Blase zurück. Dieser Urinsee begünstigt das Auftreten von Harnwegsinfekten, die dann bereits geschädigte Nieren weiter schädigen können. In schweren Fällen kann es zu einer Schädigung des Blasenschließmuskels und damit zu einer *Harninkontinenz* kommen, d.h. die Patienten können ihren Urinabgang nicht mehr willentlich kontrollieren.

Beim diabetischen Mann spielt die Schädigung des vegetativen Nervensystems im Bereich des Penis eine nicht unerhebliche Rolle. Eine solche Schädigung kann zur Impotenz führen. Oft wird diese Problematik vom Patienten selbst nicht angesprochen, so daß der behandelnde Arzt gezielt danach fragen sollte. Es bestehen nämlich durchaus Behandlungs- oder Besserungsmöglichkeiten, wenn eine solche Schädigung vorliegt.

4. Der diabetische Fuß

Bei der Entstehung des diabetischen Fußes kommen meist mehrere ungünstige Faktoren zusammen. Wir finden Durchblutungsstörungen im Rahmen einer Arteriosklerose, Störungen des Hautstoffwechsels im Rahmen einer Schädigung der kleinen Gefäße und des vegetativen Nervensystems sowie eine Schädigung der Nerven, die für die Schmerz- und Temperaturempfindung verantwortlich sind.

Die Folge hiervon sind Geschwüre, die sich aus kleinsten Verletzungen bilden können und schlecht abheilen. Durchblutungs- und nervensystemsbedingte Geschwüre müssen durch den Arzt voneinander abgegrenzt werden, denn ein durchblutungsbedingtes Geschwür muß häufig chirurgisch, ein nervenbedingtes Geschwür kann fast immer konservativ behandelt werden.

Der Arzt kann bei der Untersuchung des Fußes eine Schädigung durch eine Durchblutungsstörung von einer Schädigung durch eine Nervenschädigung gut unterscheiden. Bei einer durchblutungsbedingten Schädigung sind die Fußpulse nicht tastbar, die Zehen sind kalt, und das Geschwür befindet sich meist im Bereich der Zehen. Bei einer Nervenschädigung sind die Fußpulse gut tastbar, die Zehen sind warm, und das Geschwür befindet sich im Bereich der am stärksten druckbelasteten Stellen, also z. B. an der Ferse oder am Fußballen. Leider gibt es häufig Mischbilder, weil ein Diabetiker natürlich sowohl eine Durchblutungsstörung als auch eine Nervenschädigung haben kann.

Wichtigstes Ziel ist die Vermeidung eines solchen diabetischen Fußes. Dies setzt eine exakte Schulung des Diabetikers durch den betreuenden Arzt voraus. Folgende Punkte sollte jeder Diabetiker kennen und beachten: bequeme, nicht drükkende Schuhe tragen – tägliches Waschen der Füße mit lauwarmem, aber nicht heißem Wasser – gut abtrocknen, auch zwischen den Zehen – Tragen von saugfähigen Strümpfen – Zehennägel in den Ecken nicht zu kurz schneiden – Hornhaut nie mit scharfen Instrumenten entfernen. Die größte Gefahr

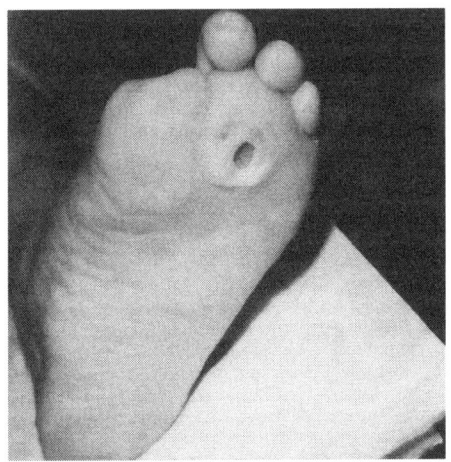

Abb. 5: Sog. neuropathisches Ulcus
im Rahmen einer diabetesbedingten Nervenschädigung.

für den Fuß des Diabetikers ist der ungenügend ausgebildete Fußpfleger. Wärmflaschen und elektrische Heizkissen gehören nicht an die Füße, lieber warme Wollsocken oder Vorwärmen des Bettes. Barfußlaufen sollte wegen der Verletzungsgefahr vermieden werden. Die Haut sollte mit fetthaltigen Salben geschmeidig gehalten werden. Auch kleinste Verletzungen müssen dem Arzt gezeigt werden. Der Diabetiker selbst sollte seine Füße täglich, falls nötig mit Hilfe eines Handspiegels inspizieren. Regelmäßiges Gehtraining in Form von Spaziergängen ist wichtig.

Die Amputationsrate bei diabetischen Füßen ist in Deutschland leider immer noch unnötig hoch. Das Wissen über die Behandlungsmöglichkeiten des diabetischen Fußes ist leider auch in der Ärzteschaft oft nicht ausreichend. Es gibt in Deutschland inzwischen spezielle Fußambulanzen für Diabetiker, die bei diabetesbedingten Fußschäden unbedingt aufgesucht werden sollten. Entsprechende Anlaufstellen vermittelt z.B. der Deutsche Diabetiker-Bund.

Durch Vermeiden, rechtzeitiges Erkennen und konsequentes Behandeln könnten diabetische Folgeschäden erheblich reduziert werden. Dies wäre durch eine flächendeckende, kompetente Diabetikerversorgung gewährleistet, von der wir leider zum jetzigen Zeitpunkt in Deutschland noch weit entfernt sind.

VII. Wie können die verschiedenen Formen des Diabetes mellitus behandelt werden?

1. Behandlung des Typ I-Diabetes mellitus

Beim Typ I-Diabetes mellitus liegt ein absoluter Insulinmangel vor. Die Behandlung muß also stets primär mit Insulin erfolgen. Eine Behandlung mit blutzuckersenkenden Tabletten ist nicht sinnvoll, nicht erfolgreich und damit unter Umständen sogar gefährlich.

Langfristiges Ziel der Behandlung des Typ I-Diabetes ist in jedem Fall die Einflußnahme auf die in Kapitel VI geschilderten Folgeschäden. Dies ist möglich durch eine Optimierung der Stoffwechsellage unter Ausnutzung aller modernen Behandlungsmethoden und durch die Mitarbeit des motivierten und geschulten Diabetikers.

Unter einer Optimierung der Stoffwechsellage verstehen wir, daß der Diabetiker so oft wie möglich normale Blutzuckerwerte hat. Der prozentuale Anteil des verzuckerten roten Blutfarbstoffs (glykosiliertes Hämoglobin, HbA1c) sollte im Normbereich liegen, sich also nicht vom Wert eines Nicht-Diabetikers unterscheiden. Der Urin sollte zucker- und acetonfrei sein. Auch die Blutfette sollten im Normbereich liegen. Unterzuckerungen sollten möglichst selten und allenfalls in leichter Form vorkommen.

Dies sind wünschenswerte Ziele, die sicher nicht bei allen Typ I-Diabetikern immer erreichbar sind. Trotzdem muß alles getan werden, um diese Ziele zu erreichen. Zur Therapie des Typ I-Diabetikers gehören heute neben der Insulineinstellung eine gründliche Schulung, auch mit dem Ziel der Blutzuckerselbstkontrolle des Patienten, die richtige Ernährung, die wir früher als Diät bezeichnet haben, unter der wir heute aber eine gesunde und flexible Ernährung verstehen, und bei gut geschulten Patienten die regelmäßige Muskelarbeit.

Auf einer gut durchgeführten Diabetikerschulung bauen heute alle weiteren Behandlungsansätze auf. Meistens wird die

Schulung in Form von Gruppenunterricht durchgeführt und durch Einzelgespräche mit dem Arzt ergänzt. Regelmäßige Wiederholungen im Abstand von 2–3 Jahren sind erforderlich. Eine Schulung beim Typ I-Diabetiker umfaßt im allgemeinen folgende Themen: Was ist Diabetes? – Ernährung bei Typ I-Diabetes – Formen der Insulinbehandlung – Selbstkontrolle und Insulinanpassung – Akutkomplikationen beim Diabetes, insbesondere Erkennen und Behandeln, aber auch Vermeiden von Unterzuckerungen – Wissen über diabetische Folgeschäden und über den diabetischen Fuß – Verhalten in besonderen Situationen wie z.B. Reisen mit Zeitverschiebungen, akut auftretende Infekte und Wissen über psychosoziale Probleme, bezogen auf Beruf, Autofahren, Versicherungen u.ä. In den Diabeteszentren, aber auch in der Praxis des Hausarztes stehen heute exzellente Schulungsmaterialien zur Verfügung. Sicher nicht ausreichend ist das kommentarlose Austeilen von Broschüren an die betroffenen Patienten, da hiermit nicht die notwendige Motivation herbeigeführt werden kann.

Die Ernährung des ja normalerweise nicht übergewichtigen Typ I-Diabetikers unterscheidet sich im Prinzip nur unwesentlich von dem, was wir heute unter gesunder Ernährung verstehen. Eine gesunde Ernährung sollte nicht zu fettreich sein. Süßigkeiten und reiner Zucker sowie Nahrungsmittel, die reinen Zucker enthalten, sollten eingeschränkt werden. Die Kost sollte statt dessen ballaststoffreich und eiweißreich sein. Die Zufuhr der Kohlenhydrate sollte der Typ I-Diabetiker möglichst gleichmäßig über den Tag verteilen. Die Energiezufuhr sollte so gesteuert sein, daß das Normalgewicht erhalten bzw. Übergewicht vermieden wird. Eine vernünftige Diabeteskost enthält ca. 50 % Kohlenhydrate, ca. 15–20 % Eiweiß und ca. 30–35 % Fett.

Der Gesamtenergiebedarf pro Tag kann recht gut abgeschätzt werden. Der Ruhebedarf liegt bei ca. 24 kcal/kg Körpergewicht, der Bedarf bei leichter bis mittelschwerer Arbeit bei ca. 30 kcal/kg Körpergewicht und der Bedarf bei schwerer körperlicher Arbeit bei ca. 40 kcal/kg Körpergewicht. Diese Formel gilt, wenn das Körpergewicht dem Sollgewicht entspricht, also keine Veränderungen des Körpergewichts angestrebt werden. Für die Praxis läßt sich mit diesen Faustformeln recht gut arbeiten, wobei natürlich individuelle Variationen nötig sein können.

Haben wir z.B. einen Diabetiker mit 70 kg Sollgewicht und mittelschwerer körperlicher Arbeit, so läge sein täglicher Kalorienbedarf bei ca. 70 x 30 = 2.100 kcal (Kilokalorien).

Das moderne Energiemaß ist das KJ (Kilojoule). Eine kcal entspricht ca. 4,1 KJ. In Deutschland wird allerdings überwiegend immer noch mit kcal gerechnet. Der Energiegehalt der Nahrungsbestandteile ist unterschiedlich. 1 g Eiweiß enthält ca. 4 kcal, 1 g Kohlenhydrate ca. 4 kcal, 1 g Fett ca. 9 kcal und 1 g Alkohol ca. 7 kcal. Fett und Alkohol sind also erhebliche Energieträger.

Die Höhe des Blutzuckeranstiegs nach Zufuhr einer definierten Menge von Kohlenhydraten kann sehr unterschiedlich sein. Sie ist abhängig vom Fett- und Eiweißgehalt, aber auch vom Faser- und Ballaststoffgehalt der Mahlzeit, weiterhin von zusätzlichen individuellen Faktoren des Patienten.

In Deutschland wird der Kohlenhydratbedarf immer noch in sog. *Broteinheiten* (BE) angegeben. Eine Broteinheit entspricht der Menge von 10–12 g Kohlenhydraten.

Der jeweilige Kohlenhydrat-, Fett- und Eiweißanteil der Nahrungsmittel ist sog. *Nährwerttabellen* zu entnehmen, die letztlich ein abstraktes Gerüst darstellen, welches von der Ernährungsberaterin und dem geschulten Patienten mit Inhalt, also entsprechenden Speisen gefüllt werden muß. Der gut geschulte Diabetiker kann, wenn er diese Grundlagen beherrscht, dann letztlich zu einer sehr freien und flexiblen Ernährung kommen und seine Kohlenhydratzufuhr durch passende Normalinsulingaben ausregulieren.

Bestimmte im Handel angebotene, eiweißangereicherte diätetische Lebensmittel wie z.B. Diabetikerbrot oder Diabetikermehl sind unnötig und teuer. Spezielle Diabetikertees u.ä. sind wirkungslos und können falsche Sicherheit vorgaukeln.

Alkohol ist zwar nicht unbedingt zu empfehlen, trotzdem sollte der Patient wissen, was erlaubt und was ungünstig ist.

Ungünstig auf den Stoffwechsel wirken sich süße Weine, süßer Sekt, Liköre, süße Schnäpse und Exportbier aus. Im Prinzip möglich sind Diätbier, Diabetikerwein mit weniger als 4 g/l Restzucker und klare Schnäpse. Auf die schädlichen Wirkungen des Alkohols und den hohen Kaloriengehalt sollte der Patient stets hingewiesen werden. Weiterhin sollte er wissen, daß Alkohol zu Unterzuckerungen führen kann, da er die Zuckerneubildung in der Leber hemmt. Dies spielt eine besondere Rolle, wenn abends eine größere Menge Alkohol getrunken wurde und die Insulindosis für die Nacht nicht entsprechend angepaßt wird.

Einige Besonderheiten bestehen bei der Ernährung des diabetischen Kindes. Entscheidend im Kindesalter ist eine kaloriengerechte eiweiß-, vitamin- und mineralienreiche Kost. Die Zusammensetzung der Energieträger unterscheidet sich nicht wesentlich von der Aufteilung beim Erwachsenen. Der Energiebedarf ist jedoch altersabhängig zu berechnen. Es gibt entsprechende Formeln, die der Arzt in der Berechnung einsetzt. Auch für das Kind muß ein Ernährungsplan erstellt werden. Die Ernährung des Kindes sollte insgesamt flexibel sein und jeweils den gegebenen Voraussetzungen angepaßt werden. Dies setzt eine gute Zusammenarbeit zwischen betreuendem Arzt und Ernährungsberaterin sowie Eltern und dem Kind selbst voraus.

Der Typ I-Diabetiker benötigt, wie oben beschrieben, stets eine Insulintherapie und muß dieses Insulin spritzen. Insulin ist ein Eiweiß und besteht aus einer A- und einer B-Kette, die durch Schwefelbrücken miteinander verbunden sind. Insulin entsteht aus Proinsulin durch Abspaltung des C-Peptid (connecting peptide), einer weiteren Eiweißbrücke zwischen A- und B-Kette. Insulin wird heute in aller Regel gentechnologisch hergestellt. Überwiegend kommen Humaninsuline zum Einsatz, aber auch hochgereinigtes Schweineinsulin wird noch zur Therapie verwandt. Im Handel erhältlich sind rasch wirkende Normalinsuline, mittellang wirkende Verzögerungsinsuline und lang wirkende Langzeitinsuline, wobei die Normalinsuline 4–7 Stunden, die Verzögerungsinsuline 8–14 Stunden und die Langzeitinsuline 20 Stunden, z.T. auch noch länger

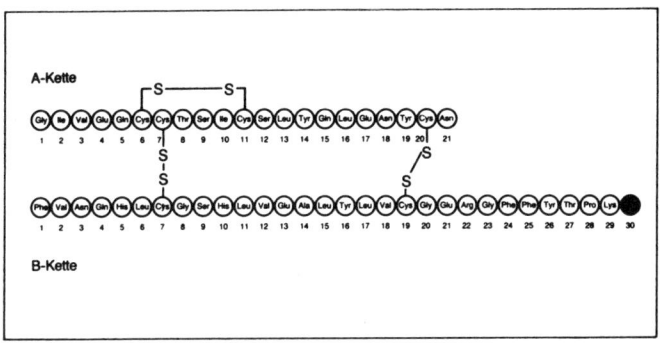

Abb. 6: Darstellung des Insulin-Moleküls.

wirken. Wirkprofil und Wirkdauer der Insuline sind individuell unterschiedlich und dosisabhängig. Deswegen muß eine Einstellung auf Insulin auch stets individuell erfolgen, wobei in der Basiseinstellung natürlich Erfahrungswerte herangezogen werden können.

Der Insulinbedarf pro Tag setzt sich entsprechend den Verhältnissen beim Stoffwechselgesunden zusammen aus basalem Insulinbedarf und zusätzlichem Insulinbedarf für die aufgenommene Nahrung. Die Feinregulation der Insulinausschüttung des Stoffwechselgesunden durch die B-Zelle kann durch eine exogene Insulinzufuhr beim Diabetiker nur sehr grob nachgeahmt werden. Im Mittel beträgt die täglich nötige Insulindosis 40 IE, kann jedoch im Einzelfall deutlich darunter, gelegentlich auch deutlich darüber liegen.

Es gibt verschiedene Arten der Insulintherapie. Ein Teil der Diabetiker behandelt sich noch „konventionell". Unter konventioneller Insulintherapie verstehen wir die tägliche Gabe von 2 Insulininjektionen. Die Insulindosis wird ungefähr im Verhältnis 2/3 morgens und 1/3 abends aufgeteilt. Dabei besteht das zugeführte Insulin aus einer fixen Insulinmischung, die ca. 1/3 kurz wirkendes Normalinsulin und ca. 2/3 Verzögerungsinsulin enthält. Die konventionelle Insulintherapie hat den Nachteil, daß der Patient seine tägliche Ernährung exakt auf die zugeführte Insulinmenge abstellen muß. Er muß mit anderen Worten alle 2–3 Stunden eine genau festgelegte Kohlenhydratmenge zuführen. Das bedeutet für viele, gerade jüngere Typ I-Diabetiker eine erhebliche Verminderung der Lebensqualität, weshalb in den letzten Jahren zunehmend eine „intensivierte" Insulintherapie eingesetzt wird. Diese Behandlungsform kommt dem physiologischen Insulinsekretionsmuster der B-Zelle näher als die „konventionelle" Insulintherapie. Das Behandlungsprinzip beruht auf folgender Überlegung: Durch ein- oder häufiger zweimalige Gabe eines Verzögerungsinsulins wird der Nüchterninsulinbedarf abgedeckt. Es wird sozusagen die basale Insulinausschüttung der B-Zelle nachgeahmt. Die mit der Nahrung zugeführten Kohlenhydrate werden dann durch zusätzliche Normalinsulininjektionen vor den Hauptmahlzeiten vom Stoffwechsel regulär abgebaut. Das hat für den so spritzenden Diabetiker folgende Vorteile: Er kann die Hauptmahlzeiten zeitlich verschieben, er kann die zugeführten Kohlenhydrate je nach Hunger variieren, er kann gelegentlich Mahlzeiten auslassen. Der Insulinbedarf pro Tag liegt meist unter dem einer konventionellen Insulintherapie. Die Stoffwechsellage ist dadurch häufig deutlich besser.

Eine solche Therapie setzt aber voraus, daß der Patient hervorragend geschult ist, mehrmals täglich Blutzuckermessungen durchführt, um aufgrund der gemessenen Blutzuckerwerte die jeweils benötigte Normalinsulindosis festzulegen und bereit ist, 4- bis 5mal Insulin zu spritzen. Das Insulin wird meistens mit Insulin-Pens gespritzt. Diese sehen aus wie Füller und enthalten eine Insulinpatrone. Die benötigte Insulindosis wird durch Vorwahl mit Hilfe eines Drehzählwerks festgelegt. Die Akzeptanz dieser Spritzhilfen durch die Diabetiker ist sehr groß.

Seit ca. zwei Jahren ist ein Insulinanalogon erhältlich. Es wird als *Lysproinsulin* bezeichnet. Bei dieser insulinartigen Verbindung handelt es sich um ein Eiweiß, welches in seiner Struktur im wesentlichen dem menschlichen Insulin entspricht.

Nur an einer Stelle sind zwei Bausteine (Aminosäuren) vertauscht worden, nämlich ein Lysin gegen ein Prolin. Daher

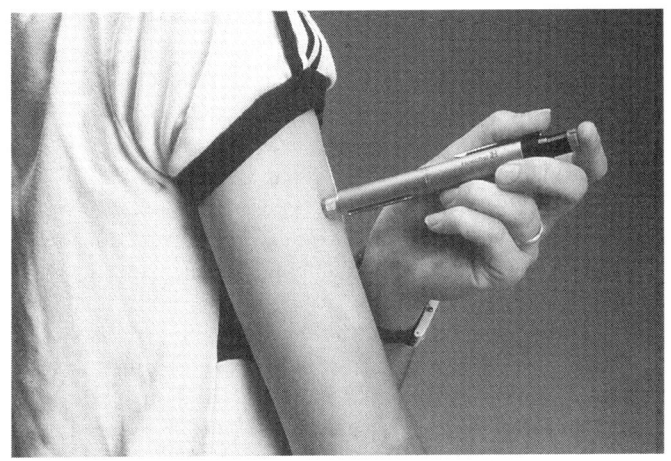

Abb. 7: Insulin-Pens als Spritzhilfen
zur Erleichterung der Insulininjektion.

kommt auch der Name Lysproinsulin. Diese insulinähnliche
Substanz hat den Vorteil eines sehr raschen Wirkungseintritts,
was einfach zu erklären ist. Beim bisher üblichen Insulin
liegen die Insulinmoleküle jeweils in Hexamerform vor, d.h.
6 Einzelmoleküle sind wie ein 6er Pack zusammengefügt.
Spritzt man dieses Insulin, so muß dieses 6er Pack im Fettgewebe erst aufgespalten werden. Erst als Einzelmolekül kann
dann die Aufnahme aus dem Fettgewebe in das Blut erfolgen.
Beim Lysproinsulin liegen die Insulinmoleküle von vornherein
in Monomerform, d.h. als Einzelmoleküle vor. Nach dem
Spritzen ins Fettgewebe erfolgt also eine unmittelbare Aufnahme in das Blut. Für den Patienten, der ein solches Insulinanalogon spritzt, heißt das, daß er das Insulin unmittelbar
vor oder sogar noch während der Mahlzeit spritzen kann und
trotzdem eine ausreichende Vermeidung des Blutzuckeranstiegs erzielt.

Das Prinzip, einen Teppich aus Basalinsulin für den
Nüchternbedarf zu unterlegen und zusätzlich zu den Hauptmahlzeiten Normalinsulin zu geben, ist am besten bei den

tragbaren Insulindosiergeräten, meist kurz *Insulinpumpen* genannt, verwirklicht. Wunschziel war und ist dabei ein rückgekoppeltes Insulininfusionssystem. Das würde heißen, ein Zuckermeßfühler mißt kontinuierlich die aktuellen Blutzuckerwerte und die Insulinabgabe erfolgt aus einem Insulinreservoir entsprechend dem aktuell gemessenen Wert. Die Langzeittherapie mit einem solchen rückgekoppelten System scheitert leider immer noch daran, daß bisher kein über längere Zeit funktionsfähiger Blutzuckermeßfühler (Glukosesensor) existiert.

Als Kompromiß stehen uns die programmierbaren Insulinpumpen zur Verfügung. Diese bestehen aus einem Insulinreservoir, einer mechanischen Pumpe, einem Infusionssystem zur Insulinzufuhr ins Fettgewebe und einer elektronischen Programmiereinheit sowie unterschiedlichen Warnvorrichtungen. Diese Insulinpumpen ermöglichen eine stündliche Variation der Insulindosis und damit eine Feineinstellung. Das Einstellen, aber auch die Überwachung einer Insulinpumpentherapie erfordern große Erfahrung und sollten deswegen dem Spezialisten vorbehalten bleiben. Auch der Typ I-Diabetiker, der eine Insulinpumpe trägt, sollte hochmotiviert und exzellent geschult sein. Die Akzeptanz der Insulinpumpen ist im allgemeinen gut. Störend empfinden die Patienten manchmal, daß die Insulinpumpe außen am Körper getragen werden muß. Auch beim Sport oder beim Geschlechtsverkehr kann eine Insulinpumpe manchmal Probleme bereiten.

Einpflanzbare Insulinpumpen sind als Prototypen entwickelt und eingesetzt worden. Mit ihnen bestehen jedoch noch zahlreiche Probleme bezüglich der Steuerbarkeit von außen. Zur Zeit sind weltweit bei ca. 200 Patienten Insulinpumpen implantiert, wobei das Insulin überwiegend in die freie Bauchhöhle abgegeben wird. Es muß jedoch eindeutig festgestellt werden, daß sich diese Therapieform noch im experimentellen Stadium befindet.

Im Gegensatz zu früher sind heute Insulinunverträglichkeiten (Insulinallergien) sehr selten geworden. Das liegt daran, daß heute überwiegend Humaninsulin zum Einsatz kommt.

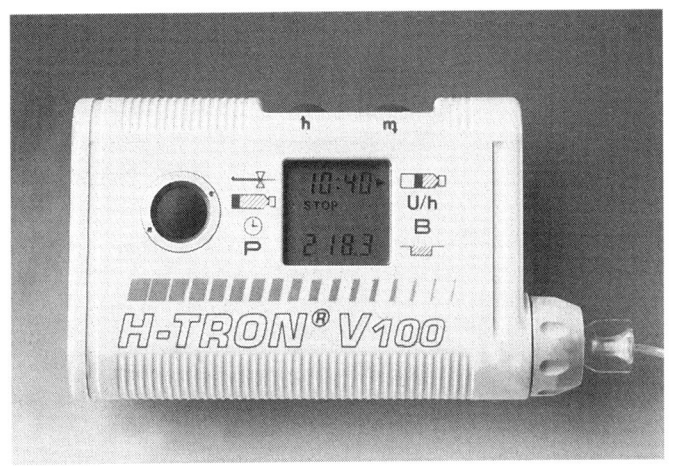

Abb. 8: Moderne Insulinpumpe
zur Durchführung einer kontinuierlichen Insulinzufuhr.

Die früher eingesetzten Rinder- und Schweineinsuline waren für den Körper Fremdeiweiße und führten entsprechend häufiger zu allergischen Reaktionen.

Hauptkomplikation einer Insulintherapie stellt die Unterzuckerung dar. Von einer Unterzuckerung sprechen wir, wenn der Blutzuckerwert auf einen Wert von unter 50 mg/dl absinkt. Die subjektiven Mißempfindungen im Rahmen einer Unterzuckerung hängen jedoch nicht nur von diesem Absolutwert ab, sondern sind abhängig von der Höhe des Ausgangsblutzuckerwertes und von der Schnelligkeit des Blutzuckerabfalls auf einen niedrigeren Wert. So kann es durchaus vorkommen, daß ein Diabetiker bei raschem Blutzuckerabfall von einem sehr hohen Ausgangswert schon bei Blutzuckerwerten von 100 mg/dl Unterzuckerungssymptome aufweist.

Wenn der Körper bemerkt, daß der Blutzucker zu stark absinkt, setzt er eine Gegenregulation in Gang. Er stellt vermehrt Streßhormone zur Verfügung, die den Blutzucker wieder ansteigen lassen. Diese Streßhormone führen zu typischen Unterzuckerungswarnsymptomen wie Zittern, feuchtkaltem

Schweißausbruch, Heißhunger, „komischen" Magengefühlen, Herzklopfen, Herzrasen, Blässe oder Rötung der Gesichtshaut, also ähnlichen Symptomen, wie wir sie bei Aufregung oder nach einem Schreck bekommen. Bei einer schweren Unterzuckerung kann es zu einem akuten Zuckermangel im Gehirn kommen. Dann sind die Unterzuckerungszeichen sehr vielgestaltig. Die Patienten klagen über Kopfschmerzen, Müdigkeit, Sehstörungen. Wir finden Wesensveränderungen, aber auch gestörte Allgemeinzustände bis hin zur Verwirrtheit und zu Krämpfen, in schwersten Fällen sogar Bewußtlosigkeit. Treten Unterzuckerungen nachts auf, so kann es passieren, daß der Patient diese überschläft. Hinweise darauf sind morgendliche Kopfschmerzen, Nachtschweiß, Angstträume, unruhiger Schlaf und ein morgendlich unerklärbar höherer Nüchternblutzucker als Gegenregulation auf eine nachts abgelaufene Unterzuckerung.

Bei jeder unklaren Bewußtlosigkeit eines Diabetikers, aber auch eines Nicht-Diabetikers muß eine Unterzuckerung ausgeschlossen werden. Es kommt gar nicht so selten vor, daß Patienten mit einer Unterzuckerung unter Diagnosen wie akute Psychose o.ä. in die Psychiatrie eingeliefert werden. Spätestens dann, möglichst aber schon früher sollte in die Überlegungen auch die Möglichkeit einer Unterzuckerung einbezogen werden.

Einer Unterzuckerung liegt stets ein Mißverhältnis zwischen Insulinangebot und Insulinbedarf zu grunde. Mit anderen Worten: Es muß darauf geachtet werden, daß Insulinzufuhr, Nahrungsbedarf, körperliche Betätigung und andere äußere Umstände möglichst gut aufeinander abgestimmt sind.

Ist der Diabetiker in der Unterzuckerung noch ansprechbar, kann sie meist rasch durch Zufuhr von Traubenzucker oder traubenzuckerhaltigen Säften behoben werden. Ist der Patient bewußtlos, muß der Traubenzucker gespritzt werden.

Diabetiker, die zu schweren Unterzuckerungen neigen, können eine Ampulle Glucagon mit sich führen. Glucagon ist ein weiteres Hormon, welches gegen die Insulinwirkung gerichtet ist. Auch geschulte Angehörige können dieses Glucagon in den Muskel oder ins Fettgewebe spritzen.

Häufigste Ursache für Unterzuckerungen sind Fehler in der Ernährung. Nur durch regelmäßige Blutzuckerselbstkontrollen kann das Unterzuckerungsrisiko wirklich erfaßt werden. Gelegentliche leichte kurzdauernde Unterzuckerungen sind außer bei Kleinkindern und bei sehr alten Patienten unbedenklich und trotz sehr guter Blutzuckereinstellung manchmal nicht zu vermeiden. Wiederholte schwere, langdauernde Unterzuckerungen können jedoch zu bleibenden Wesensveränderungen führen und sollten in jedem Fall vermieden werden, dies insbesondere bei älteren Patienten mit vorgeschädigten Herzkranz- und Hirngefäßen.

Die Therapie des Typ I-Diabetikers hat in den letzten 10–15 Jahren erhebliche Fortschritte gebracht. Trotzdem sind wir immer noch weit von einer idealen Therapieführung entfernt. Auf die Frage, wie die Zukunft in der Behandlung des Typ I-Diabetikers aussehen könnte, wird in Kapitel X noch näher eingegangen werden. Immerhin bleibt festzuhalten, daß die heutigen Möglichkeiten bei konsequenter Umsetzung zu einer erheblichen Reduktion des Risikos diabetischer Folgeschäden geführt haben und weiter führen werden. Eine große prospektive amerikanische Studie (DCCT) hat dies jetzt erstmals für Typ I-Diabetiker auf überzeugende Weise dargestellt.

2. Behandlung des Typ II-Diabetes mellitus

Lieben Sie Wilhelm Busch? Er hat im 19. Jahrhundert trefflich genau das metabolische Syndrom in einer seiner Bildgeschichten beschrieben. Es ist die Geschichte vom dicken wohlhabenden Kaufmann und dem armen Wandergesellen. Der arme Wandergeselle wandert den ganzen Tag in der heißen Sonne, der dicke reiche Kaufmann fährt bequem in der Kutsche. Abends gelangen beide ins Wirtshaus. Der arme Wandergeselle hat kein Geld und kann nur Wasser trinken und ein mageres kleines Abendessen einnehmen. Der dicke reiche Kaufmann schwelgt in Essen und Trinken. Die Moral aus der Geschichte folgt am nächsten Morgen: Der arme schlanke Wandergeselle erwacht nach erquickendem Schlaf, der dicke reiche Kaufmann

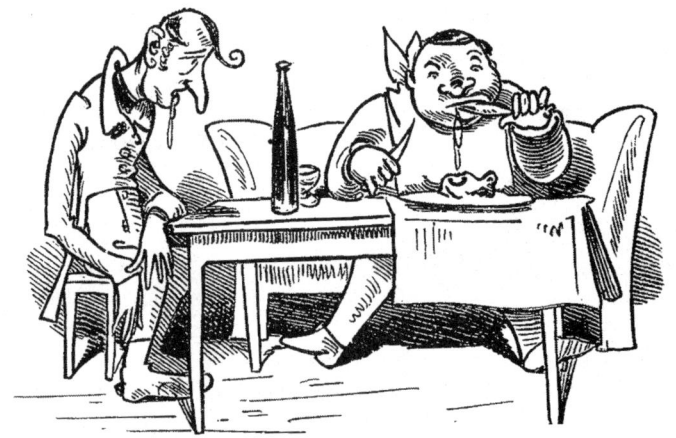

Abb. 9: Der dicke reiche Kaufmann
und der schlanke arme Handwerksbursche
(nach Wilhelm Busch).

erwacht mit einem klassischen Gichtanfall. Der schmerzverzogene Gesichtsausdruck des Dicken ist von Wilhelm Busch so schön gemalt, daß er – wenn man die Geschichte einmal gelesen hat – immer im Gedächtnis bleibt. Dieser dicke reiche Kaufmann hat also ein klassisches metabolisches Syndrom, wie es in Kapitel III dieses Buches beschrieben wurde. Dort habe ich ausgeführt, daß es sich bei diesem Syndrom um eine Wechselwirkung aus Unempfindlichkeit für das körpereigene Insulin und daraus resultierenden hohen Insulinspiegeln handelt.

Es ist interessant zu spekulieren, wie es entwicklungsgeschichtlich dazu kommen kann. Unsere Vorfahren waren Jäger und Sammler und hatten einen Überlebensvorteil, wenn sie für Notzeiten eine entsprechende Fettschicht ansetzten. Es ist durchaus vorstellbar, daß genau die Menschen mit diesem Überlebensvorteil sich über die Generationen hinweg fortpflanzten und somit auch die biologischen Mechanismen, die dazu führten, daß sie besonders gut Fett speichern konnten.

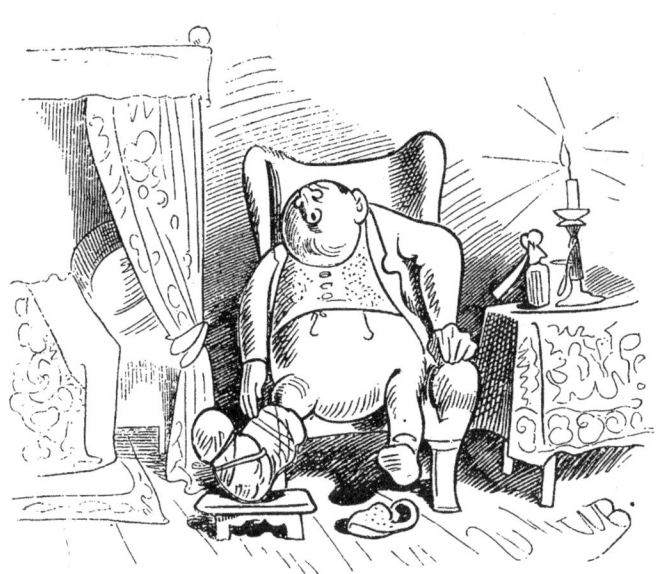

Abb. 10: Der Gichtanfall (das sog. Zipperlein)
des dicken reichen Kaufmanns mit metabolischem Syndrom
(nach Wilhelm Busch).

Dieser Selektionsvorteil unserer Vorfahren hat sich heute in einen Nachteil verwandelt, weil die äußeren Gegebenheiten der Situation in keiner Weise mehr gerecht werden. Unsere körperliche Tätigkeit schränkt sich zunehmend ein. Wir fahren Auto und sitzen im Büro. Dabei nehmen wir meist mehr Kalorien zu uns, als uns guttut. Für diejenigen, die diese Kalorien besonders gut auswerten können, d.h. die früher den geschilderten Selektionsvorteil hatten, besteht heute das Risiko, ein *Wohlstandssyndrom* zu entwickeln.

Der Typ II-Diabetes ist, wie weiter vorne bereits angeführt, nur ein Teilaspekt dieses Wohlstandssyndroms. Es muß heute alles getan werden, um das Auftreten des metabolischen Syndroms bereits in der Kindheit und in der Jugend zu verhindern. Die wichtigsten präventiven Ansätze sind dabei zweifelsohne regelmäßige Muskelarbeit und gesunde Ernährung mit dem Ziel, Übergewicht zu vermeiden. Wie schwer dies ist, wissen viele von uns aus eigener Erfahrung.

Ist es nun doch zu einem Typ II-Diabetes mellitus gekommen, so muß die gedankliche Grundlage jeder Therapie bei dieser Diabetesform sein, daß es sich nicht um einen absoluten Insulinmangel, sondern um eine verminderte Insulinwirkung bei aber prinzipiell vorhandener Insulineigensekretion handelt. Dementsprechend ist eine Insulingabe in Form von Insulinspritzen zunächst nicht sinnvoll. Vielmehr muß versucht werden, durch geeignete Maßnahmen eine Verbesserung der körpereigenen Insulinwirkung zu erreichen.

Der Typ II-Diabetiker ist in aller Regel übergewichtig. Deshalb beginnt die Behandlung grundsätzlich mit einer Ernährungsumstellung. Gleichzeitig sollte der Typ II-Diabetiker über den Nutzen einer regelmäßigen Muskelarbeit aufgeklärt werden; denn wir wissen heute, daß regelmäßige Muskelarbeit die Insulinwirkung beim Typ II-Diabetiker verbessert.

Neuere Studien haben gezeigt, daß ein übergewichtiger Typ II-Diabetiker nicht schlank werden muß. Schon eine Gewichtsreduktion von wenigen Kilo führt zu einer deutlichen Besserung der Insulinempfindlichkeit und damit zu deutlich besseren Blutzuckerwerten. Nehmen wir als Beispiel einen Typ II-Diabetiker, der 1,75 m groß ist und 105 kg wiegt. Früher haben wir einem solchen Patienten gesagt, daß er sein Normalgewicht, d. h. 75 kg, erreichen muß. Heute wissen wir, daß bereits eine Gewichtsreduktion um 5–6 kg, d. h. auf unter 100 kg, ausreicht, um seine Stoffwechsellage ganz erheblich zu verbessern. Mit diesen Erkenntnissen können wir unseren Patienten ein realistisches Therapieziel geben; denn man kann sich vorstellen, daß eine Gewichtsreduktion, wie früher gefordert, um 30 kg von vornherein ein unrealistisches Behandlungsziel für den Patienten darstellt. Sagen wir ihm hingegen, daß er nur 3–6 kg an Gewicht abnehmen soll, dann hat er eine gute Chance, dieses auch mit der entsprechenden Ernährungsumstellung zu erreichen. Gleiches wie für das Gewicht gilt auch für die Muskelarbeit. Waren wir früher der Meinung, daß der Typ II-Diabetiker möglichst viel Muskelarbeit leisten müsse, so wissen wir heute, daß mäßige Muskelarbeit 2- bis 3mal in der Woche, z.B. regelmäßige Spaziergänge mit dem Hund, oder 2- bis 3mal in der Woche 1–2 Stunden Wandern, die besten Effekte, bezogen auf die Verbesserung der Insulinempfindlichkeit, haben. Alles dies sind für den Typ II-Diabetiker Verhaltensweisen, die er lernen und umsetzen kann.

Auch der Typ II-Diabetiker sollte heute geschult werden, damit er möglichst viel über sein Krankheitsbild weiß. Die Schulung des Typ II-Diabetikers verlagert sich dabei zunehmend in die Praxis des niedergelassenen Arztes. Bei entsprechendem Engagement sieht man, wie viele auch ältere Diabetiker schulungswillig sind und gerne aktiv an ihrer Stoffwechselführung mitwirken möchten. Es gibt inzwischen hervorragend strukturierte Schulungsprogramme für Typ II-Diabetiker, bei denen in der Praxis durch die Arzthelferin das nötige Grundwissen im Rahmen eines Gruppenunterrichts vermittelt wird.

Der Schwerpunkt einer Schulung beim Typ II-Diabetiker liegt auf folgenden Themen: Wie sieht eine gesunde Ernährung zur Normalisierung des Körpergewichts aus? Wie kommt es zur Stoffwechselstörung, und was kann man dagegen tun? Wie vermeide ich diabetische Folgeschäden und den diabetischen Fuß? Wie orientiere ich mich über meine aktuelle Stoffwechsellage (Selbstkontrolle)?

Zur Selbstkontrolle reicht beim Typ II-Diabetiker in vielen Fällen die Urinzuckerkontrolle aus. Der Urinzucker sollte stets negativ sein. Wiederholt positive Urinzuckerwerte sprechen für eine ungenügende Stoffwechseleinstellung.

In der Praxis sollte der Hausarzt stets Blutzuckerwerte nach dem Frühstück messen, da diese erfahrungsgemäß die höchsten im Verlauf des Tages sind.

Die gesunde Ernährung des Typ II-Diabetikers stellt in der Praxis oft das größte Problem dar. Lieb gewordene Ernährungsgewohnheiten zu ändern ist psychologisch sehr schwierig. Andererseits muß man sagen, daß Änderungen der Ernährungsgewohnheiten in hohem Alter auch nicht mehr unkritisch verlangt werden sollten. Der Organismus eines alten Patienten findet sich in einem labilen Gleichgewicht, welches drastische Eingriffe nur schwer verkraftet. Trotzdem muß natürlich bei allen anderen Typ II-Diabetikern auf eine gesunde Ernährung, wie oben geschildert, großer Wert gelegt werden.

In der Praxisschulung des übergewichtigen Typ II-Diabetikers bewährt sich dabei ein sehr einfaches Prinzip. Die Lebensmittel werden in drei Gruppen aufgeteilt:

Gruppe 1 sehr geeignet
          = es kann viel gegessen werden
Gruppe 2 bedingt geeignet
          = es sollte regelmäßig, aber nur in kleineren
          Mengen gegessen werden
Gruppe 3 nicht geeignet
          = diese Lebensmittel sollten weggelassen werden.

Zur ersten Gruppe gehören kalorienarme Nahrungsmittel, zur zweiten fettarme, zuckerfreie Nahrungsmittel und zur dritten fettreiche, zucker- und alkoholhaltige Nahrungsmittel.

Durch maßstabgetreue Abbildungen erhält der Typ II-Diabetiker einen guten Eindruck, welche große Menge Salat z.B. einer winzigen Menge von Erdnüssen bei gleicher Kalorienzahl entspricht. Es kommt also hier in erster Linie auf die Begrenzung der täglichen Kalorienzufuhr an.

Um dem Typ II-Diabetiker zu zeigen, wie gut eine gesunde Ernährung seinen Stoffwechsel beeinflußt, kann es sinnvoll sein, einen Tablettenauslaßversuch zu machen. Er sieht dann, daß bei gesunder Ernährung trotz Weglassen der blutzuckersenkenden Tabletten seine Blutzuckerwerte gut sind und er unter Umständen gar keine blutzuckersenkenden Medikamente benötigt.

Aber auch wenn der Typ II-Diabetiker die gegebenen nicht-medikamentösen Empfehlungen beachtet, wird der Zeitpunkt kommen, wo er eine medikamentöse Behandlung braucht. Denn es handelt sich beim Typ II-Diabetes um einen lebenslang fortschreitenden Krankheitsprozeß. Es stehen dann verschiedene Tabletten mit verschiedenen Wirkprinzipien zur Verfügung.

Die erste Phase der Tablettenbehandlung ist eine Phase, in der der Patient noch relativ gute Nüchternblutzuckerwerte, aber schon deutlich überhöhte Werte nach den Mahlzeiten aufweist. Für diese Phase seines Typ II-Diabetes empfiehlt sich ein Medikament, welches die Kohlenhydratverdauung im Darm hemmt und damit zu einer Vermeidung von Blutzuckeranstiegen nach der Mahlzeit führt. Dieses Medikament ist die *Acarbose*. Der Diabetiker nimmt die Acarbose zusammen mit einer kohlenhydrathaltigen Nahrung zu sich. Die kohlenhydrathaltige Nahrung und die Acarbosetablette erreichen gemeinsam die oberen Dünndarmabschnitte. Dort befinden sich Enzyme, die die Kohlenhydratverdauung bewerkstelligen. Das Medikament Acarbose geht extrem rasch eine Bindung mit diesen Enzymen ein, noch bevor sie überhaupt in der Lage sind, die Kohlenhydratverdauung einzuleiten. Biochemisch handelt es sich dabei um das Prinzip einer *kompetitiven Hemmung*. Kohlenhydrate aus der Ernährung und das Medikament Acarbose konkurrieren um die Enzyme, wobei das Medikament „die besseren Karten", biochemisch ausgedrückt, eine vielfach höhere Affinität zu den Enzymen hat und diese abblockt, so daß sie für eine Kohlenhydratverdauung nicht zur Verfügung stehen. Was hat dies zur Folge? Die Kohlenhydrate werden zunächst unverdaut im Darm weiterwandern, somit wird der Blutzuckeranstieg nach der Mahlzeit verhindert. In den tieferen Dünndarmabschnitten werden dann die Kohlenhydrate doch noch verdaut, so daß es nicht zu einem Energieverlust kommt.

Die Acarbose ist ein sehr nebenwirkungsarmes Medikament, da sie selbst nicht in das Blut aufgenommen wird. Nebenwirkungen können Blähungen und selten auch Durchfälle sein. Dies ist dann der Fall, wenn die Kohlenhydrate in den unteren Dünndarmabschnitten nicht völlig verdaut werden und ein Teil davon bis in den Dickdarm kommt. Dort werden diese Kohlenhydrate dann vergoren, und der Vergärungsprozeß führt zu Blähungen.

Ein stärker wirkendes Medikament ist das *Metformin*. Das Metformin hat neben der Wirkung auf die Blutzuckerwerte nach dem Essen auch eine deutliche blutzuckersenkende Wirkung auf den Nüchternblutzucker.

Dies kommt dadurch, daß Metformin nicht nur die Insulinempfindlichkeit des Körpers verbessert, sondern auch die Zuckerneubildung in der Leber hemmt. Da die Zuckerneubildung bevorzugt in der Nacht stattfindet, kann man sich leicht vorstellen, daß eine abendliche Gabe des Medikaments Metformin zu einer nächtlichen Hemmung der Zuckerneubildung und damit zu einer Senkung der morgendlichen Nüchternblutzucker führt.

Bei dem Medikament Metformin muß man bestimmte Einschränkungen (Kontraindikationen) beachten. Metformin darf nicht bei gestörter Nierenfunktion gegeben werden. Des weiteren ist die Gabe dieses Medikamentes bei allen Krankheiten verboten, die mit einem für den Körper relevanten Sauerstoffmangel einhergehen. Das sind z.B. schwere Herz- oder Lungenerkrankungen.

Die beiden eben beschriebenen Medikamente führen also zu einer Blutzuckersenkung und verbessern dabei gleichzeitig die Insulinempfindlichkeit des Körpers. Trotzdem reichen auch diese beiden Medikamente auf Dauer nicht aus, und es kommt der Zeitpunkt, wo wir die B-Zelle, die ja das Insulin produziert, durch ein Medikament anregen müssen. Die Medikamente, welche die B-Zelle zu einer vermehrten Insulinproduktion und Insulinausschüttung anregen, bezeichnen wir als *Sulfonylharnstoffe*. Wir geben heute die Sulfonylharnstoffe immer in Kombination mit Acarbose oder Metformin und versuchen dabei die Dosis der Sulfonylharnstoffe möglichst gering zu halten, weil wir nicht unnötig hohe Insulinspiegel beim Typ II-Diabetiker hervorrufen wollen. Denn, wie oben beschrieben, können zu hohe Insulinspiegel selbst einen ungünstigen Einfluß auf die Entstehung der Arteriosklerose haben.

Bei langer Dauer eines Typ II-Diabetes kann es dazu kommen, daß sich die B-Zelle trotz Gabe von Sulfonylharnstoffen erschöpft, d.h. sie wird dann nicht oder nur noch ungenügend in der Lage sein, körpereigenes Insulin herzustellen. Wenn dieses Stadium erreicht ist, bleibt nichts anderes übrig, als wie beim Typ I-Diabetiker mit Insulinspritzen zu behandeln. Dabei werden wir solange wie möglich, d.h. solange überhaupt noch Insulineigensekretion möglich ist, mit einer Kombination aus Insulin und Sulfonylharnstoffen behandeln. Erst wenn die B-Zelle überhaupt nicht mehr in der Lage ist, Insulin herzustellen, werden wir den Typ II-Diabetiker nur noch mit Insulinspritzen behandeln.

Wichtig ist neben der Behandlung des Typ II-Diabetes stets, daß wir auch alle anderen Erscheinungen des metabolischen Syndroms (Stoffwechselkrankheit mit vielfachen unterschiedlichen Symptomen) konsequent mitbehandeln, d.h., wir müssen stets auf eine gute Blutdruckeinstellung und auf eine gute Einstellung des Fettstoffwechsels achten.

Bei der medizinischen Versorgung der Patienten mit einem metabolischen Syndrom liegt heute noch vieles im argen. Viel zu oft wird der Typ II-Diabetes noch letztlich als „Altersdiabetes" bezeichnet. Damit wird unterstellt, daß es sich um eine harmlose Erkrankung handelt. Genau das Gegenteil ist jedoch der Fall.

Es ist zweifelsohne an der Zeit, daß in der Bevölkerung, aber auch in der Gesundheitspolitik, ein Bewußtsein für diese große chronisch kranke Patientengruppe geschaffen wird.

An dieser Stelle erscheint es mir sinnvoll, auf „Außenseitermethoden" bei der Behandlung des Diabetes mellitus einzugehen. Hier sind in erster Linie Naturheildiäten, pflanzliche Naturheilmittel, Diabetikertees, Homöopathie und Akupunktur zu erwähnen. Von den verschiedenen Naturheildiäten sollen einige mit den ihnen zugeschriebenen Wirkungsmechanismen im Hinblick auf mögliche Wirksamkeit in der Diabetesbehandlung kritisch betrachtet werden:

Die „Schrothkur":
Bei der Schrothkur handelt es sich um eine kalorienreduzierte kohlenhydratreiche Kost mit kontrollierter Alkoholzufuhr, meist in Form von Wein, und physikalisch-hydrotherapeutischen Maßnahmen. Nachteilig bei dieser Kur ist die relativ hohe Alkoholzufuhr bei niedriger Gesamtflüssigkeitszufuhr.

Es kann zu einem deutlichen Anstieg der Harnsäure im Blut und damit zu einem Gichtrisiko kommen. Als Dauerkost ist eine solche Ernährung mit Sicherheit ungeeignet. Der empfohlene hohe Weinkonsum ist ebenfalls sicher auf Dauer nicht gesundheitsfördernd. Eine vorübergehende Einhaltung einer solchen Ernährung mit dem Ziel der Gewichtsabnahme um einige kg erscheint mir jedoch vertretbar.

Hay'sche Trennkost:
Die Hay'sche Trennkost wurde von dem amerikanischen Arzt Dr. Howard Hay eingeführt. Es handelt sich um eine mäßige Form der vegetarischen Ernährung, wobei Milchprodukte zugelassen sind. Die Ernährung ist eiweiß-, fett- und kalorienarm sowie ballaststoffreich. Hay schreibt dabei vor, die Zufuhr von Eiweißen und Kohlenhydraten zeitlich strikt zu trennen und eine basenüberschüssige Kost einzuhalten. Meines Erachtens basieren die Erfolge dieser Ernährung weniger auf jener konsequenten Trennung als auf dem damit verbundenen Aufwand, der letztlich zu einer Minderung der Kalorienzufuhr führt.

Schnitzer-Kost:
Die Schnitzer-Intensivkost stellt eine vegetarische Rohkostform dar. Der hohe Ballaststoffgehalt ist positiv zu bewerten, ebenso das Meiden von Zucker und Alkohol. Sie ist jedoch keine ausgewogene vollwertige Dauerernährung und kann deswegen in der Langzeitanwendung eher sogar zu Gefährdungen führen.

Bircher-Benner-Kost:
Die Bircher-Benner-Kost bevorzugt frisches Obst, Gemüse, Salat, rohe Säfte, Nüsse, Vollkornschrotbrei, kalt gepreßte Öle, Honig, schonend erhitztes Vollkorngetreide und Gemüse sowie Lebensmittel aus alternativem Anbau. Sie meidet alle Fleischarten, Eier, denaturierte Lebensmittel und Genußmittel wie Alkohol, Kaffee und Tee. Es handelt sich also um eine vollwertige Ernährung bei sorgfältiger Lebensmittelauswahl

mit den Vorteilen einer laktovegetabilen Ernährung. Unter
ärztlicher Kontrolle ist sie zumindest für einen gewissen Zeitraum für Typ II-Diabetiker geeignet.

Die Waerland-Kost:
Die Waerland-Kost ist eine laktovegetabile Kost mit Rohkost
und Getreidemahlzeiten im Wechsel. Sie bevorzugt basische
Lebensmittel wie Milch, Obst, Gemüse, Rohkost und Getrei-
de, des weiteren Vollkornbrei, Kartoffeln, Milch und gesäuer-
te Milchprodukte sowie insgesamt Lebensmittel aus alternativem Anbau. Sie meidet alle Fleischarten, Eier, denaturierte
Lebensmittel wie Zucker, Weißmehlprodukte, Salz und schar-
fe Gewürze, weiterhin auch zu große Mengen an Getreide-
produkten und Hülsenfrüchten sowie Genußmittel. Es handelt
sich bei der Waerland-Kost um eine vollwertige Ernährung,
die bei sorgfältiger Lebensmittelauswahl auch als Dauerkost
für den Typ II-Diabetiker geeignet ist.

Dr. Atkins-Diät:
Mit der Dr. Atkins-Diätrevolution und Dr. Atkins-Energiediät
propagiert der amerikanische Arzt Dr. Robert C. Atkins eine
extrem kohlenhydratarme, eiweiß- und fettreiche Diät. Die
„Diätrevolution" verfolgt allein die Gewichtsreduktion. Ohne
Einschränkung der Energiezufuhr soll eine Gewichtsabnahme
erzielt werden. In der „Energiediät" empfiehlt Atkins eine
kohlenhydratarme Ernährung als geeignetes Mittel gegen
Streß, Depressionen und Erschöpfung als Grundlage für eine
neue lebenslange Ernährung.

Die Ernährung nach Atkins ist als Dauerernährung nicht
geeignet. Sie stellt eine Form der Fehlernährung dar, die zu
Gesundheitsbeeinträchtigungen führen kann. Die Ballast-
stoffaufnahme ist gerade auch für Diabetiker viel zu gering.
Aus dieser Ernährung resultiert außerdem mittelfristig eine
erhöhte Gichtgefährdung sowie eine Gefährdung durch eine
Erhöhung der Blutfettwerte und somit ein erhöhtes Risiko für
Herz- und Kreislauferkrankungen.

Anthroposophische Ernährungsformen:
Die anthroposophische Kost ist eine vegetarische Kost, die aber auch Eier und Lebensmittel mit Eiern sowie Milchprodukte zuläßt. Sie bevorzugt Lebensmittel aus biologisch-dynamischem Anbau. Die Beurteilung der Lebensmittelqualität erfolgt nach dem Gehalt an „ätherischen Bildkräften", d. h. nach ihrem „geistigen Gehalt". Es handelt sich bei dieser Ernährung um eine vollwertige Mischkost, die bei abwechslungsreicher Lebensmittelauswahl eine ausreichende Zufuhr aller Nährstoffe gewährleistet. Obst, Gemüse und Vollkornprodukte erhöhen dabei die Zufuhr an Vitaminen, Mineralstoffen, Kohlenhydraten und Ballaststoffen. Der geringe Fleischverzehr wirkt sich günstig aus, da er einen cholesterin- und harnsäuresenkenden Effekt einleitet.

Makrobiotische Kost:
Bei der makrobiotischen Kost erfolgt die Einteilung der Nahrungsmittel nach Yin und Yang. Die Nahrung wird in 10 Koststufen eingeteilt. Da es sich bei dieser Kost um eine sehr einseitige Lebensmittelauswahl handelt, können Eiweiß- und Vitaminmangelerscheinungen auftreten.

Zusammenfassend läßt sich feststellen, daß die beste Ernährung für den Typ II-Diabetiker eine gesunde ballaststoffreiche Mischkost darstellt, die durchaus auch nach den Kriterien einer Vollwerternährung zusammengestellt werden sollte.

Oft empfohlen werden *Diabetikertees* wie z. B. Bohnenschalentee oder Löwenzahntee. Diese Tees haben jedoch lediglich den Effekt einer verstärkten Harnausscheidung. Es kann dadurch zu einer Verminderung der Harnzuckerkonzentration kommen. Die Harnzuckertests ergeben dann bessere Werte. Natürlich ist dies ein „Scheineffekt" und keine echte Besserung der diabetischen Stoffwechsellage.

Akupunktur, *Akupressur* und *Reflexzonenmassage* wurden bezüglich ihrer Wirkungen auf den Stoffwechsel in zahlreichen Studien überprüft. Durch keine dieser Maßnahmen wurde eine nachweisbare Blutzuckersenkung bei Diabetikern bewirkt.

Die aus der Naturheilkunde bekannten Pflanzen und Kräuter werden heute in zunehmendem Maße eingesetzt. Eine Wirkung auf den Blutzucker wird folgenden Heilkräutern zugeschrieben: Heidelbeerblättern vor der Blüte, Brennessel, Kalmuswurzeln, Holunderblättern und Mistel. Des weiteren Sellerie, Sauerkrautsaft, Zwiebeln, Löwenzahn, Schwarzwurzeln, Sauerampfer, Topinambur und Teufelskralle. Die Liste der geeigneten Naturheilmittel ließe sich noch beliebig erweitern. Eine längerfristig deutliche Blutzuckersenkung läßt sich jedoch auch mit diesen Verfahren nicht erreichen. Unabhängig davon steht außer Frage, daß viele der genannten Lebensmittel natürlich für den Diabetiker wie für den Nicht-Diabetiker gesund sind.

Die Bedeutung der Vorbeugung und der Behandlung des metabolischen Syndroms kann abschließend gar nicht stark genug herausgestellt werden. Es ließe sich vielleicht vermeiden, wenn dieses schwere lebenslange Krankheitsbild mehr Beachtung und damit auch mehr rechtzeitige Vorbeugung und Behandlung erfahren würde.

VIII. Ist der Diabetes mellitus vererbbar?

Das Vererbungsrisiko ist bei Typ I-Diabetikern wesentlich geringer als bei Typ II-Diabetikern. Dementsprechend ist es für die genetische Beratung wichtig, Fragen nach dem Grad der familiären Belastung in beiden elterlichen Familien zu stellen:

- Kam Diabetes nur in einer Elternlinie vor?
- Sind Geschwister an Diabetes erkrankt?
- Gab es eine Häufung von Geburten überschwerer Kinder in der mütterlichen Linie?
- Wie war das eigene Geburtsgewicht?
- Wenn Diabetes in der Familie aufgetreten ist, welcher Diabetes-Typ lag vor?

Erst wenn alle diese Fragen beantwortet sind, kann man zu einer vernünftigen Einschätzung des individuellen Vererbungsrisikos kommen.

Typ I-Diabetes:
Die Wahrscheinlichkeit einer Diabeteserkrankung ist für Kinder von Typ I-Diabetikern niedrig. Sie liegt bei etwa 2 %, wenn ein Elternteil erkrankt ist. Sind beide Eltern Typ I-diabetisch, steigt das Risiko allerdings deutlich an. Es liegt dann bei ca. 4 %. Hat ein Geschwister bereits einen Typ I-Diabetes, beträgt das Risiko weiterer Kinder ca. 5 %.

Typ II-Diabetes:
Bei Typ II-Diabetikern beträgt die Wahrscheinlichkeit, daß bei den Kindern wieder ein Diabetes auftritt, bei einem Typ II-diabetischen Elternteil mehr als 25 %, bei beiden Elternteilen mit einem Typ II-Diabetes bis zu 80 %. Äußere Faktoren wie Übergewicht, Diabetesdauer, Güte der Stoffwechselführung und vorhandene Folgeschäden müssen in die Beratung einbezogen werden. Es ist heute sicher nicht mehr gerechtfertigt, wie früher vielfach geschehen, Diabetikern – ganz gleich, ob Typ I oder Typ II – ihren Kinderwunsch „auszureden". Der

Kinderwunsch kann aber eine starke Motivationshilfe zur Optimierung der Stoffwechsellage bei der diabetischen Mutter sein.

Einen „genetischen Sonderfall" stellt der sog. MODY-Diabetes dar, der bereits im Kapitel III beschrieben wurde. Hierbei handelt es sich um einen Diabetes, der einem autosomal (Autosom = nicht geschlechtsgebundenes Chromosom) dominanten Erbgang unterliegt. Es finden sich dementsprechend ganze MODY-Familien mit Diabetikern in jeder Generation und 50% diabetischen Kindern. Da der MODY-Diabetes recht mild verläuft und nur selten zu schweren diabetischen Folgeschäden führt, ist ein generelles Abraten vom Kinderwunsch aber auch hier nicht gerechtfertigt.

Wir kennen heute sowohl für den Typ I- als auch für den Typ II-Diabetes eine Vielzahl von genetischen Indizien und weiteren Markern im Blut. In Risikofamilien kann durch die Bestimmung des genetischen Musters und dieser Marker eine Vorhersagewahrscheinlichkeit von über 80% erreicht werden.

An dieser Stelle soll noch einmal darauf hingewiesen werden, daß bei Kindern, in deren Eltern- und Großelterngeneration vermehrt ein metabolisches Syndrom vorkam, die Vorbeugung das Allerwichtigste ist. Kinder aus solchen Familien dürfen auf keinen Fall übergewichtig werden; denn Übergewicht stellt in der Kindheit und Jugend den wesentlichen Risikofaktor für die Entwicklung eines metabolischen Syndroms, sprich Typ II-Diabetes, dar.

IX. Diabetes und Schwangerschaft

Vor 50 Jahren wäre eine Schwangerschaft bei einer Diabetikerin noch fast unmöglich gewesen. Heute haben wir durch gute Betreuung der schwangeren Diabetikerinnen und durch die modernen Behandlungsmethoden das Risiko für Kind und Mutter bei einer schwangeren Diabetikerin sehr stark senken können. Dementsprechend sollte man heute einer Diabetikerin in aller Regel auch nicht mehr von einer Schwangerschaft abraten. Die Erfolge wurden durch eine bessere Stoffwechseleinstellung der diabetischen Schwangeren und durch Fortschritte in der geburtshilflichen Überwachung, insbesondere in der Spätschwangerschaft möglich. Diabetikerinnen haben heute die gleichen Chancen wie Nicht-Diabetikerinnen, ein gesundes Kind zur Welt zu bringen. Es ist jedoch wichtig, daß – gerade bezogen auf die Stoffwechselführung – möglichst bereits vor Eintritt der Schwangerschaft das Bestmögliche erreicht wird. Mit anderen Worten: Die Schwangerschaft bei einer Diabetikerin sollte, wenn möglich, rechtzeitig geplant werden. 1989 wurde von der internationalen Diabetesföderation (IDF) die St. Vincent-Deklaration verabschiedet, in der zu erreichende Ziele in der Diabetikerbetreuung festgelegt werden. Eines dieser Ziele besteht darin, „das Ergebnis von Schwangerschaften diabetischer Frauen dem nicht-diabetischer Frauen anzugleichen".

Während der Schwangerschaft besteht bei der schwangeren Diabetikerin eine größere Gefährdung, was das Fortschreiten bereits vorhandener diabetischer Folgeschäden angeht. Dies gilt insbesondere für diabetesbedingte Schäden der Netzhaut des Auges. Aus diesem Grunde raten wir insulinbedürftigen Diabetikerinnen zur Schwangerschaft, falls möglich, vor dem 30. Lebensjahr.

Bei Diabetikerinnen, die aufgrund einer bereits langjährigen Diabetesdauer schon diabetische Folgeschäden an den Nieren oder den Augen in einem fortgeschrittenen Stadium haben, sollte von einer Schwangerschaft abgeraten werden, weil sich diese Folgeschäden in der Schwangerschaft weiter verschlechtern können. Beginnende diabetische Folgeschäden sind jedoch keinesfalls ein Grund, von einer Schwangerschaft abzuraten. Interessant ist in diesem Zusammenhang auch, daß heute bereits nierentransplantierte Diabetikerinnen schwanger werden konnten und ihre Schwangerschaft erfolgreich beendeten.

Obwohl also die Voraussetzungen für eine Schwangerschaft bei der Diabetikerin heute als ausgesprochen günstig zu bezeichnen sind, stellt die diabetische Schwangerschaft immer noch eine Risikoschwangerschaft dar. Ihr guter Verlauf hängt von der bestmöglichen interdisziplinären Betreuung durch den Gynäkologen und den Diabetologen ab. Besondere Regeln sind sowohl in der Betreuung durch den Gynäkologen als auch durch den Diabetologen einzuhalten. Für die gynäkologisch-geburtshilfliche Betreuung der schwangeren Diabetikerin gelten folgende Regeln: Schwangerenvorsorgeuntersuchungen sollten in kürzeren Abständen, d. h. 14tägig durchgeführt werden. Dabei sollten regelmäßig auch Ultraschalluntersuchungen stattfinden. Die erste Ultraschalluntersuchung des Ungeborenen sollte bereits in der 6.–8. Schwangerschaftswoche erfolgen, dann sind weitere Kontrollen in ca. vierwöchigen Abständen sinnvoll, wobei in den letzten zwei Schwangerschaftsmonaten durchaus auch zweiwöchentlich durchgeführte Ultraschallkontrollen nötig sein können.

In zweiwöchentlichem Abstand sollten während der gesamten Schwangerschaft bei einer Diabetikerin das Körpergewicht und der Blutdruck kontrolliert werden. Bei den klinischen Untersuchungen ist inbesondere auch auf das Auftreten geschwollener Beine (Ödembildung) zu achten. Blutzucker, Harnzucker und bakterielle Urinuntersuchungen sollten ebenfalls in zweiwöchentlichen Abständen stattfinden. Dabei sollte stets auch auf Eiweißausscheidung im Urin geachtet werden (sog. *Mikroalbuminurie*). Als Langzeitmeßwert und Maß für die diabetische Stoffwechsellage sollte der HbA1c-Wert (ein Blutwert) alle vier Wochen gemessen werden, ebenfalls alle vier Wochen ist eine augenärztliche Untersuchung anzuraten.

Ab der 16. Schwangerschaftswoche bestimmen wir ein spezielles Eiweiß im Blut, das α1-Fetoprotein, welches uns Hinweise für das Vorliegen einer Mißbildungstendenz geben kann.

Eine *Amniozentese*, also eine Fruchtwasseruntersuchung, ist bei sehr guter Diabetesführung nicht notwendig. Nur wenn besondere Risiken, wie z. B. ein hohes Alter, bei der Schwangeren bestehen, muß ein solcher Eingriff diskutiert werden.

Wie bereits beschrieben, sollte der Stoffwechsel der schwangeren Diabetikerin während der gesamten Schwangerschaft soweit wie nur irgend möglich an den einer nicht-diabetischen Schwangeren angenähert sein, d. h., möglichst viele Blutzuckerwerte und der HbA1c-Wert sollten im Normbereich liegen. Um dies zu erreichen, wird die schwangere Diabetikerin regelmäßig mehrmals täglich Blutzuckerselbstkontrollen machen. Eine intensivierte Insulintherapie ist in jedem Fall erforderlich. Kann eine solche geforderte exzellente Stoffwechsellage nicht durch eine intensivierte Insulintherapie erreicht werden, sollte die Schwangere eine Insulinpumpentherapie bekommen.

Früher wurden schwangere Diabetikerinnen immer in den letzten Wochen vor der Entbindung in ein Krankenhaus aufgenommen. Dies ist heute bei unkompliziertem Schwangerschaftsverlauf nicht mehr unbedingt notwendig. Ich selbst habe inzwischen zahlreiche schwangere Diabetikerinnen betreut, die praktisch bis zum normalen Geburtstermin zu Hause bleiben konnten. Ebenso muß die Schwangerschaft heute nicht mehr wie früher zwangsläufig mit einem Kaiserschnitt beendet werden. Für die gut eingestellte Diabetikerin mit unauffälligem Schwangerschaftsverlauf sollte ganz im Gegenteil sogar die normale Spontanentbindung angestrebt werden.

Komplikationen können bei der Schwangerschaft der Diabetikerin natürlich wie bei der einer Nicht-Diabetikerin auftreten. Das Schwangerschaftserbrechen ist bei diabetischen Schwangeren ebenso häufig wie bei nicht-diabetischen Schwangeren. Dieses Schwangerschaftserbrechen kann allerdings bei Diabetikerinnen zu Unterzuckerungen und gefährlichen Stoffwechselentgleisungen führen. Patientinnen, die unter einem solchen Schwangeschaftserbrechen leiden, sollten deswegen unbedingt rechtzeitig ins Krankenhaus aufgenommen werden.

Eine weitere Schwangerschaftskomplikation, die es sowohl bei Diabetikerinnen als auch bei Nicht-Diabetikerinnen gibt, ist die *EPH-Gestose*. Die Abkürzung EPH kommt aus der englischsprachigen Literatur. *E* steht für edema, entsprechend Ödem, d. h. Schwellung der Beine. *P* steht für proteinurea, entsprechend einer Eiweißausscheidung im Urin. *H* steht für hypertension, auf deutsch also Bluthochdruck. Diese EPH-Gestose, die sich durch Beinschwellungen, Eiweißausscheidung im Urin und hohe Blutdruckwerte bemerkbar macht, ist ein äußerst gefährlicher Zustand sowohl für Diabetikerinnen als auch für Nicht-Diabetikerinnen. Sie ist bei Diabetikerinnen allerdings häufiger als bei stoffwechselgesunden Schwangeren und verläuft oft schleichend. Wichtig ist, daß ein solches Risiko rechtzeitig erkannt wird; denn nur dann besteht die Chance, therapeutisch einzugreifen und lebensgefährliche Komplikationen zu verhindern.

Früher, als die Stoffwechselführung in der Schwangerschaft noch nicht so gut war wie heute, kam es häufig zur Ausbildung zu großer Kinder mit deutlich erhöhtem Geburtsgewicht. Dieses Phänomen sehen wir heute bei guter Stoffwechselführung nicht mehr.

Harnwegsinfekte sind bei diabetischen Schwangeren häufig und müssen konsequent, nach Bestimmung des betreffenden Bakterienstamms, behandelt werden.

Eine wichtige Frage für die schwangere Diabetikerin ist die Gestaltung der Ernährung. Im Prinzip sieht die Ernährung wie vor Eintritt der Schwangerschaft aus. Besonders sollte auf die ausreichende Zufuhr von Spurenelementen, Vitaminen und Mineralstoffen zur Deckung des in der Schwangerschaft erhöhten Bedarfs geachtet werden. Die Ernährung sollte ballaststoffreich sein, weil in der Schwangerschaft eine Neigung zu Verstopfung besteht. Ab dem 4. Schwangerschaftsmonat steigt der Kalorienbedarf an. Es wird eine zusätzliche Kalorienmehrzufuhr von ca. 300 kcal pro Tag empfohlen.

Auf keinen Fall sollten schwangere Diabetikerinnen während der Schwangerschaft eine reduzierte Kalorienzufuhr mit dem Ziel der Gewichtsabnahme betreiben.

Bezüglich des Gewichtsverlaufs in der Schwangerschaft gelten die gleichen Regeln wie bei einer nicht-diabetischen Schwangeren. Die Gewichtszunahme sollte 10 kg während der gesamten Schwangerschaft nicht wesentlich überschreiten.

Der Insulinbedarf der schwangeren Diabetikerin fällt zu Beginn der Schwangerschaft geringfügig ab, steigt dann in der Schwangerschaft kontinuierlich an und kann in der zweiten Schwangerschaftshälfte 2- bis 3fach höher als unter nicht-schwangeren Bedingungen sein. Nach der Entbindung und bereits während der Geburt sinkt der Insulinbedarf kräftig. Die Insulindosis muß also praktisch mit Einleitung der Geburt bereits verringert werden. Der Insulinbedarf kann unmittelbar nach der Geburt bis zu 50 % unter dem durchschnittlichen vorherigen Insulintagesbedarf liegen. Relativ rasch pendeln sich dann wieder normale Verhältnisse bezüglich des Insulinbedarfs ein.

Das Neugeborene muß unmittelbar nach der Geburt durch einen erfahrenen Kinderarzt in der Klinik betreut werden. Deswegen sind Hausgeburten für die schwangere Diabetikerin auch nicht geeignet.

Gegen ein Stillen des Neugeborenen durch die diabetische Mutter sind heute bei guter Stoffwechselführung keine Einwände zu erheben.

Häufig tritt auch bei nicht-diabetischen Schwangeren während der Schwangerschaft eine Zuckerausscheidung im Urin auf. Dies ist zunächst nicht besorgniserregend, da die Nierenschwelle, d. h. der Blutzuckerwert, mit dem Zucker mit dem Urin ausgeschieden wird, in der Schwangerschaft herabgesetzt ist. Eine solche Zuckerausscheidung im Urin ist bei der nicht-diabetischen Schwangeren dementsprechend auch nicht behandlungsbedürftig. Trotzdem sollte man beim Auftreten einer solchen Zuckerausscheidung in der Schwangerschaft einen oralen Glukosetoleranztest durchführen; denn wenn im Glukosetoleranztest die Blutzuckerwerte zu stark ansteigen, ist eine Behandlung erforderlich. Liegt eine solche gestörte Glukosetoleranz vor, sollte in jedem Fall eine Diabetesdiät eingehalten werden. Der *orale Glukosetoleranztest* ist einfach durchzuführen: Man bestimmt die Blutzuckerwerte ein und zwei Stunden nach Trinken einer Lösung, die 75 g Zucker enthält.

Ein oraler Glukosetoleranztest sollte auch bei allen Schwangeren durchgeführt werden, die mit einem erhöhten Diabetesrisiko behaftet sind. Ein erhöhtes Diabetesrisiko besteht bei familiärer Diabetesbelastung, bei aufgetretenen unklaren Mißbildungen während früherer Schwangerschaften, bei zu hohem Geburtsgewicht früherer Kinder sowie bei ausgeprägterem Übergewicht der Schwangeren.

Eine Besonderheit stellt der *Schwangerschaftsdiabetes* dar. Unter einem solchen Schwangerschaftsdiabetes versteht man eine gestörte Glukosetoleranz oder einen manifesten Diabetes, die erstmals während der Schwangerschaft festgestellt werden. Nach Abschluß der Schwangerschaft kommt es oft zu einer völligen Stoffwechselnormalisierung. Trotzdem sollte dann, wie bereits erwähnt, bei weiteren Schwangerschaften besonders sorgfältig auf den Kohlenhydratstoffwechsel geachtet werden. Ein Schwangerschaftsdiabetes tritt unterschiedlich stark bei 1–5 % aller Schwangerschaften auf. Wird ein solcher Schwangerschaftsdiabetes festgestellt, gelten sämtliche Regeln der intensiven Betreuung von Schwangeren wie bei einem bereits zuvor bekannten manifesten Diabetes mellitus. Auch eine Schwangere mit einem solchen erstmals in der Schwangerschaft festgestellten Diabetes oder auch nur einer gestörten Glukosetoleranz sollte zur Schulung und Behandlung an ein diabetologisch erfahrenes Team überwiesen werden. Eine ausführliche individuelle Ernährungsberatung ist in jedem Fall erforderlich.

Insgesamt ist auch heute die Betreuung einer schwangeren Diabetikerin sicher keine ganz einfache und eine höchst verantwortungsvolle Aufgabe. Sieht man dann aber die Freude bei den Eltern über das gesunde Kind, ist spätestens dann ganz klar, daß sich die Anstrengungen der Patientin selbst und der behandelnden Ärzte in jedem Fall gelohnt haben.

X. Verhalten des Diabetikers
in besonderen Situationen

Es gibt insbesondere beim insulinspritzenden Diabetiker besondere Situationen, in denen es zu einer Änderung des Insulinbedarfs kommt. Zu diesen Situationen gehört z.B. die Muskelarbeit. Bei der Muskelarbeit ist zu unterscheiden, ob eine längere kontinuierliche Muskelarbeit oder eher eine kurze intensive Beanspruchung erfolgen soll. Bei langer gleichmäßiger Belastung wie z.B. Tageswanderungen, Fahrradtouren u.ä. ist es sinnvoll, die morgendlich gegebene Insulindosis vor der geplanten körperlichen Betätigung zu reduzieren. Dabei muß der Diabetiker selbst in Erfahrung bringen, um wieviel die Insulindosis reduziert werden muß, damit Unterzuckerungen im Tagesverlauf vermieden werden.

Bei kurzdauernder körperlicher Belastung wie z.B. Tennisspielen, Schwimmen oder Waldlauf wird der Diabetiker seine normale Insulindosis beibehalten und vor Beginn der körperlichen Aktivität Kohlenhydrate zusätzlich zu sich nehmen. Man bezeichnet diese Kohlenhydrate dann als „Sportbroteinheit".

Ein erhöhter Insulinbedarf liegt häufig bei fieberhaften Infektionen vor. Die Insulindosis muß dann entsprechend den aktuellen Blutzuckerkontrollen angepaßt werden.

Ein großer Fehler, der leider immer noch viel zu oft gemacht wird, ist das Weglassen des Insulins bei Erbrechen oder Durchfall. In jedem Fall muß auch in einer solchen Situation weiter Insulin gespritzt werden, wobei die Insulindosis allerdings reduziert werden kann. Bei völligem Weglassen des Insulins kann es innerhalb kurzer Zeit zu lebensbedrohlichen Stoffwechselentgleisungen kommen. Der gut geschulte insulinspritzende Diabetiker weiß heute in aller Regel über diese Probleme bestens Bescheid und kann entsprechend damit umgehen.

Besonderes Wissen erfordern auch längere Reisen, insbesondere Transkontinentalreisen mit Zeitverschiebungen. Bei entsprechendem Wissen, wie die Insulingaben modifiziert werden müssen, kann der fernreisende Diabetiker heute mehrere Zeitzonen überspringen. Grundsätzlich gilt, daß bei Reisen in westlicher Richtung die Insulindosis erhöht werden muß, bei Reisen in den Osten ist sie zu erniedrigen. Bei Flügen nach Westen wird die „Verlängerung des Tages" bei beibehaltener Verzögerungsinsulindosis, falls nötig, durch zusätzliche Normalinsulingaben ausgeglichen. Die nächste Injektion eines Verzögerungsinsulins erfolgt dann bereits wieder nach Ortszeit. Beim Flug von Deutschland nach New York erlebt man einen Tag von 30 Stunden entsprechend einer Zeitverlängerung von 6 Stunden. Beim Flug nach San Francisco oder Los Angeles beträgt die Zeitverlängerung sogar 9 Stunden, der Tag dauert also 33 Stunden. Bei Flügen nach Osten (also auch bei Rückflügen aus den USA nach Europa) gleicht man die „Verkürzung des Tages" durch Halbierung des Verzögerungsinsulins aus. Falls nötig, werden während des Fluges zusätzlich geringe Mengen Normalinsulin injiziert. Die nächste reguläre Insulinspritze mit der vollen Verzögerungsdosis erfolgt dann ebenfalls nach Ortszeit. Beim Flug von New York nach Deutschland wird der Tag um 6 Stunden kürzer, er beträgt also nur 18 Stunden. Beim Flug von San Francisco oder Los Angeles nach Deutschland beträgt der Tag nur noch 15 Stunden, er wird um 9 Stunden verkürzt. Dies erklärt die Notwendigkeit der gerade geschilderten Veränderung der Insulinverabreichung.

Die Zuckerkrankheit hindert nicht an Reisen in tropische Länder. Selbst für ältere Patienten stellt die Zuckerkrankheit keine Kontraindikation für solche Reisen dar. Wichtig ist natürlich die Beurteilung der Herzsituation, die aber unabhängig vom Diabetes bei jedem älteren Patienten vor langen und beschwerlichen Reisen durch den Hausarzt erfolgen sollte.

Eine Einschränkung der Impffähigkeit liegt weder bei Typ I- noch bei Typ II-Diabetikern vor. Die Impfungen können dementsprechend, wie für das jeweilige Reiseland empfohlen, durchgeführt werden.

Bei Reisen generell empfiehlt sich die Zusammenstellung einer „Diabetes-Reiseapotheke". Sie enthält das üblicherweise gespritzte Insulin, wobei in jedem Fall auch Normalinsulin mitgenommen werden sollte, Einmalspritzen, Glucagon, falls nötig blutzuckersenkende Tabletten, Traubenzucker, Urinzuckermeßstäbchen, Blutzuckermeßstäbchen und den Diabetiker-Ausweis. Die Diabetes-Reiseapotheke sollte insbesondere bei Flugreisen immer „am Mann", d.h. im Handgepäck und nicht im normalen Reisegepäck sein.

Selbst Extremsportarten wie Bergsteigen kann der gut geschulte Diabetiker heute durchführen. Er muß dabei natürlich ganz besonders darauf achten, daß er jedes Unterzuckerungsrisiko vermeidet, damit er in einer Unterzuckerung nicht in eine gefährliche Situation kommt. Ein Diabetiker sollte im Gebirge nie allein unterwegs sein und stets eine optimale Höhenakklimatisation anstreben. Auch bei Bergsteigern gilt, daß das Insulin immer mitgeführt werden sollte. Es kann gefährlich werden, das Insulin in der Hütte oder im Camp zu lassen, da das Zurückkehren dorthin aus vielerlei Gründen plötzlich unmöglich werden kann.

Früher war es für den Diabetiker ein Problem, im Restaurant zu essen. Aber auch hierauf muß der Diabetiker heute keinesfalls mehr verzichten. Der geschulte Diabetiker kann abschätzen, welche Nahrungsmittel in welcher Menge für ihn geeignet sind. Selbst „unphysiologische" Mahlzeiten, wie z.B. eine Pizza, können bei ausreichenden Kenntnissen durch entsprechende Insulinanpassung durch den Stoffwechsel verarbeitet werden. Diese Möglichkeiten sollten jedoch nicht dazu führen, daß der Diabetiker die Ausnahme, wie z.B. die Pizza, zur Regel erhebt.

XI. Zukunftsaspekte in der Behandlung des Diabetes mellitus

Die Zukunft der Typ I-Diabetestherapie wird mit einiger Wahrscheinlichkeit in der Früherkennung und Frühbehandlung von Risikopatienten noch vor Auftreten des Diabetes liegen. Durch Fortschritte in der immunologischen und genetischen Forschung wird eine solche Früherkennung von Risikopatienten, also von „Diabetes-Kandidaten", möglich werden. Die Wissenschaft hofft heute darauf, daß Substanzen oder Maßnahmen entwickelt werden können, mit denen der Krankheitsverlauf noch vor Auftreten des Diabetes selbst unterbrochen werden kann. Dies würde dann praktisch einer Heilung des Typ I-Diabetes gleich kommen.

Eine weitere Hoffnung in der Behandlung des Typ I-Diabetikers bleibt die Inselzelltransplantation. Dabei werden Inselzellen wie ganze Organe transplantiert. Der Transplantationsvorgang selbst ist nicht sehr kompliziert. Die Inselzellen werden in ein großes Lebergefäß gespritzt, wachsen auf der Leber an und beginnen, Insulin zu produzieren. Leider sind die Abstoßungsreaktionen heute noch ein großes Problem, so daß eine dauerhafte Funktion der Transplantate bisher beim Menschen nicht gewährleistet ist.

Die Frühbehandlung des Typ II-Diabetes wird künftig noch enger als bisher im Sinne einer Vorbeugung und Früherkennung von Risikopatienten stattfinden. Es handelt sich, wie mehrfach beschrieben, beim Typ II-Diabetes um ein Wohlstandssyndrom, also letztlich um eine echte Zivilisationskrankheit.

Solange Verhinderung und Heilung der Volkskrankheit Diabetes mellitus nicht möglich sind, muß alles getan werden, um die diabetischen Folgeschäden, die heute letztlich die Lebenserwartung des Diabetikers bestimmen, zu vermeiden oder zumindest hinauszuzögern. Dazu ist eine gute Zusammenarbeit zwischen Diabetikern und betreuenden Ärzten erforderlich. Der Diabetiker muß möglichst gut geschult sein; denn

Wissen um die Zusammenhänge schafft Motivation. Der motivierte Patient kann dann seine Stoffwechsellage in Zusammenarbeit mit seinem Arzt verbessern und wird sich über die erreichten Erfolge freuen. Die *Diabetes Education Study Group* der Europäischen Diabetesgesellschaft hat postuliert, daß Schulung und Entwicklung des Diabetespatienten zur weitestmöglichen Unabhängigkeit vom betreuenden Arzt in den Vordergrund der therapeutischen Bemühungen rücken müssen. Dies bedeutet in Teilen ein Loslassen-Können des Arztes, aber auch eine Übernahme von Verantwortung durch den geschulten Diabetiker.

Ob unsere heutigen wissenschaftlichen Überlegungen irgendwann tatsächlich dazu führen werden, daß Diabetes heilbar wird, wissen wir nicht. Die Tatsache jedenfalls, daß die Wissenschaft von heute der Irrtum von morgen ist (von Uexküll), sollte uns heute nicht daran hindern, alles, was möglich ist, gegen die Volkskrankheit Diabetes mellitus zu unternehmen.

XII. Diabetes als gesundheitspolitisches Problem

Obwohl die Versorgung der Diabetiker in Deutschland im internationalen Vergleich durchaus gut abschneidet, muß die Diabetesbetreuung in der Praxis in einigen Aspekten immer noch als unzureichend bezeichnet werden. Dies liegt einmal daran, daß die Mehrzahl der diabetischen Patienten von Allgemeinärzten oder Internisten betreut wird, deren Interessensschwerpunkte auf anderen Gebieten liegen, zum anderen reichen die Vergütungsstrukturen im ambulanten Bereich zur Zeit für eine wirklich gute Versorgung der Diabetiker nicht aus. Noch schärfer formuliert könnte man sagen, daß die derzeitige Budgetierung und Einschränkung eine sachgerechte Behandlung des Diabetes häufig unmöglich macht, weil sie es nicht erlaubt, alle erforderlichen Untersuchungen und insbesondere zeitaufwendige Patientenkontakte durchzuführen. Die derzeitige Gesundheitspolitik gefährdet dadurch besonders die angemessene Versorgung von Patienten mit mehreren Erkrankungen. Dies gilt auch für die Erkennung und Behandlung diabetesbedingter Folgeerkrankungen, deren Verlauf durch eine rechtzeitige Prävention entscheidend beeinflußt werden könnte. Klare Zielvorstellungen diesbezüglich wurden durch europäische Konsensusaktivitäten im Rahmen der sog. St.-Vincent-Deklaration vorgegeben. Sie enthalten auch eindeutige Richtlinien für die Verlaufsbeobachtungen, die erforderlich sind, wenn man eine nach heutigem Kenntnisstand ausreichende Therapie durchführen will. Die notwendigen Qualitätsindikatoren und die dafür erforderliche Dokumentation sind für ganz Europa verbindlich eingeführt, jedoch scheitert die Durchführung der notwendigen periodischen Untersuchungen zur Diagnose von Folgeschäden des Diabetes weitgehend an der oben beschriebenen gesundheitspolitisch gewollten Leistungseinschränkung. Als Folge insbesondere der letzten Stufe des Gesundheitsstrukturgesetzes sind Schwierigkeiten in Zukunft auch bei der Finanzierung der notwendigen diabetologischen Versorgung in Schwerpunktkrankenhäusern und Fachkliniken zu erwarten. Hier könnte möglicherweise eine differenzierende Aufstellung von Fallpauschalen unter Berücksichtigung der sehr unterschiedlichen komplexen Krankheitsbilder zu einer Lösung führen.

Die wahren Defizite in der flächendeckenden Patientenversorgung sind aufgrund nur begrenzt zur Verfügung stehender epidemiologischer Daten nur schätzungsweise zu erfassen. Aus regionalen Erhebungen der Auswertung von Krankenkassendaten und aus Untersuchungen in Österreich läßt sich ableiten, daß nur bei ca. 20 % der Patienten eine adäquate Stoffwechseleinstellung erreicht wird. Andererseits gibt es kaum ein Gebiet in der Medizin, das sich so gut einer Qualitätssicherung erschließt wie der Diabetes mellitus, da die Behandlungsqualität an Verlaufskontrollen gut zu messen ist und kausale Beziehungen zwischen der Qualität der Stoffwechseleinstellung und dem Fortschreiten diabetischer Komplikationen bestehen.

Bezüglich der durch den Diabetes mellitus verursachten Gesamtkosten sind wir ebenfalls noch auf Schätzungen angewiesen. Diabetiker werden etwa doppelt so häufig ins Krankenhaus aufgenommen und früher berentet als die Normalbevölkerung. Sie suchen viel häufiger ihren Arzt auf und erhalten fast doppelt so viele Verordnungen. Allein die jährlichen Behandlungskosten der insulinbehandelten Patienten liegen bei ca. 11 Milliarden Mark. Genauere Daten über die diabetesbedingten Kosten liegen vor allem aus den USA vor. Danach verursachte der Diabetes dort im Jahre 1992 Kosten inklusive Folgekosten und Produktionsausfall in Höhe von 105,2 Milliarden Dollar, entsprechend 14,6 % des gesamten amerikanischen Gesundheitsbudgets.

Eine Verbesserung der Diabetesbetreuung in Deutschland ist dringend geboten. Diese schließt eine Verbesserung der Betreuungsstrukturen, einen Ausbau der Qualitätssicherung, gezielte Forschungsförderung, Förderung ernährungsmedizinischer und präventiver Aspekte und Förderung der Gesundheitserziehung im allgemeinen ein. Wünschenswert und in Teilen auch bereits umgesetzt ist die Bildung von Diabeteszentren an Kliniken oder von spezialisierten Praxen zur Diabetikerbetreuung. Im niedergelassenen Bereich sollte jeder, der Diabetiker behandeln möchte, seine Qualifikation nachweisen. Dies könnte durch die Einführung einer entsprechenden Zusatzbezeichnung erreicht werden.

Gerade der Diabetes mellitus zeigt, daß durch geeignete Vorsorgemaßnahmen entscheidend Einfluß auf die Entwicklung von Komplikationen genommen werden kann und daß Ausgaben in diesem Vorfeld für den Krankheitsverlauf von wesentlicher Signifikanz sind. Aus diesem Grund sollten gezielte diabetologische Vorsorgeuntersuchungen gefördert werden, dies insbesondere zur Erfassung des metabolischen Syndroms. Fehlernährung, Übergewicht und Bewegungsmangel gelten als manifestationsfördernde Faktoren für den Typ II-Diabetes mellitus. Eine vernünftige Ernährung müßte dementsprechend Inhalt einer bereits in der Schule beginnenden Gesundheitserziehung sein. Forschungsförderung, Förderung von Fach- und Laienorganisationen, aber auch die Einführung von Stiftungen, die sich der Diabetologie widmen, sind wichtige Punkte, die gezielt angegangen werden müßten.

Die Gesundheitspolitik wäre gut beraten, sich künftig verstärkt der chronischen Erkrankung Diabetes mellitus anzunehmen.

Adressen

Deutscher Diabetiker Bund e.V.
(Bundesgeschäftsstelle)
Danziger Weg 1
58511 Lüdenscheid
02351/98 91 53

In Baden-Württemberg:
Hauptstr. 71
74889 Sinsheim
07261/1 27 62

In Bayern:
Liebherrstr. 5/IV
80538 München
089/22 73 41

In Berlin:
Mittelstr. 2
13585 Berlin
030/3 35 53 88

In Brandenburg:
Friedrich-Engels-Str. 35
14482 Potsdam
0331/50 79

In Bremen:
Gröppelinger Heerstr. 386 b
28239 Bremen
0421/6 16 43

In Hamburg:
Von-Essen-Str. 85
22081 Hamburg
040/29 78 94

In Hessen:
Apfelgäßchen 9
34613 Schwalmstadt-Treysa
06691/2 49 57

In Mecklenburg-Vorpommern:
Rigaer Str. 21
18107 Rostock
0381/70 23 65

In Niedersachsen:
Carlos-Grethe-Weg 4
27476 Cuxhaven
04721/4 88 12

In Nordrhein-Westfalen:
Musfeldstr. 161–163
47053 Duisburg
0203/66 64 00

In Rheinland-Pfalz:
Heidelbergerfaßgasse 14
55116 Mainz
06131/23 79 19

Im Saarland:
Hahnenstr. 24
66571 Eppelborn
06881/73 48

In Sachsen:
Senioren- und Pflegeheim
„Clara Zetkin"
Fetscherstr. 111
01307 Dresden
0351/4 45 17 03

In Sachsen-Anhalt:
Altenburgerstr. 21
06712 Zeitz
03441/74 14 26

In Schleswig-Holstein:
Kronshagener Weg 130 a
24116 Kiel
0431/18 00 09

In Thüringen:
Max-Kolbe-Str. 41
99086 Erfurt
0361/7 31 48 19

Berliner Fördergemeinschaft junger Diabetiker e.V.
General-Barby-Str. 71
13403 Berlin
030/4 12 62 39

Bundesverband Insulinpumpenträger e.V.
Reinekestr. 31
51145 Köln
02203/2 58 62

Förderkreis diabetischer Kinder und Jugendlicher e.V.
Ochsenberg 23
67659 Kaiserslautern
0631/4 24 22

Literatur

Wissenschaftliche Literaturhinweise

Berger, M., V. Jörgens: *Praxis der Insulintherapie*. 4. Aufl. Berlin/Heidelberg/New York/Tokyo, 1990.

Dreyer, M., H.G. Dammamm (Hrsg.): *Vaskuläre Komplikationen und therapeutische Konsequenzen beim Diabetes mellitus*. Berlin/Heidelberg/New York/Tokyo, 1990.

Girndt, J.: *Nieren- und Hochdruckkrankheiten bei Diabetikern*. Weinheim, 1988.

Hanefeld, M. (Hrsg.): *Praxis der Therapie des Typ II-Diabetes*. Berlin, 1993.

Hürter, P.: *Diabetes bei Kindern und Jugendlichen*. 4. Aufl. Berlin/Heidelberg/New York/London/Paris/Tokyo/Hongkong, 1992.

Knick, B., J. Knick: *Diabetologie für praktische Ärzte und Kliniker*. 3. Aufl. Stuttgart/Berlin/Köln, 1994.

Mehnert, H.: *Stoffwechselkrankheiten*. 4. Aufl. Stuttgart/New York, 1990.

Mehnert, H., K. Schöffling, E. Standl, K.H. Usadel (Hrsg.): *Diabetologie in Klinik und Praxis*. 3. Aufl. Stuttgart/New York, 1993.

Petrides, P.: *Der Diabetiker im Erwerbsleben*. In: Konietzko, Depuis (Hrsg.): *Handbuch der Arbeitsmedizin*, 12. Aufl., Landsberg/Lech, 1990.

Ratzmann, P.: *Diabetologische Praxis*. Mainz, 1993.

Sachse, G.: *Praktische Diabetologie für den niedergelassenen Arzt*. 3. Aufl., Stuttgart/New York, 1997.

Ausgewählte Literatur zur Diabetikerschulung und Diabetikerdiät

Berger, M., V. Jörgens: *Insulintherapie für Fortgeschrittene*. 4. Aufl. Heidelberg, 1990.

Berger, W., G.R. Constam: *Leitfaden für Zuckerkranke*. 10. Aufl. Basel/Stuttgart, 1985.

Hirsch, A.: *Mit Diabetes leben lernen*. Mannheim, 1992.

Howorka, K.: *Insulinabhängig? Funktioneller Insulingebrauch: Der Weg zur Freiheit mit nahezu normalem Blutzucker*. 4. Aufl. Mainz, 1992.

Jörgens, V., M. Grüßer, P. Kronsbein: *Mit Insulin geht es mir wieder besser. Für ältere Diabetiker, die Insulin spritzen*. 2. Aufl. Mainz, 1991.

Jörgens, V., P. Kronsbein, M. Berger: *Mein Buch über den Diabetes mellitus: Ausgabe für Typ I-Diabetiker*. 7. Aufl. Mainz, 1993.

Jörgens, V., P. Kronsbein, M. Berger: *Wie behandle ich meinen Typ II-Diabetes? Für Diabetiker, die nicht Insulin spritzen*. 6. Aufl. Mainz, 1992.

Mehnert, H., E. Standl: *Handbuch für Diabetiker*. 5. Aufl. Stuttgart, 1991.

Toeller, M., W. Schumacher: *Frau Oppler hat Diabetes. Ein Leitfaden für Zuckerkranke ohne Insulinbehandlung*. Mainz, 1985.

Willms, B.: *Was ein Diabetiker alles wissen muß*. 6. Aufl. Mainz, 1989.

Register

Medizin bei C.H.Beck Wissen

Hans Konrad Biesalski
Vitamine
Bausteine des Lebens
1997. 112 Seiten mit 12 Abbildungen
und 8 Tabellen. Paperback
(Beck'sche Reihe Band 2060)

Malte Bühring
Naturheilkunde
Grundlagen, Anwendungen, Ziele
1997. 136 Seiten mit 2 Abbildungen
und 14 Tabellen. Paperback
(Beck'sche Reihe Band 2079)

Ulrich Cuntz/Andreas Hillert
Eßstörungen
Ursachen, Symptome, Therapien
1998. 136 Seiten mit 4 Abbildungen. Paperback
(Beck'sche Reihe Band 2087)

Klaus M. Hocker
Tinnitus
Ursachen und Behandlung von Ohrgeräuschen
1997. 128 Seiten mit 7 Abbildungen. Paperback
(Beck'sche Reihe Band 2068)

Hansjörg Schneble
Epilepsie
Erscheinungsformen – Ursachen – Behandlung
1996. 126 Seiten. Paperback
(Beck'sche Reihe Band 2047)

Verlag C.H.Beck München

Medizin bei C.H.Beck Wissen

Verlag C.H.Beck München